Docteur Christian Tal Schaller

Graines germées

Santé, vitalité, beauté

Editions Vivez Soleil

Illustrations : Anja Bell et Pascale Carrier
Couverture : ●☽☾☺

CH-1225 Chêne-Bourg / Genève
ISBN : 2-88058-152-4

Graines germées

Santé, vitalité, beauté

Sommaire

L'alimentation vivante

Sur notre planète, l'alimentation représente un problème majeur. Dans les pays du Nord, la surcharge alimentaire, l'abus d'aliments d'origine animale et d'aliments industriels, le recours systématique à des excitants artificiels et à des produits chimiques minent la santé des population. Dans les pays du Sud, la malnutrition est un problème dramatique.

Ainsi, au Nord comme au Sud, à l'Ouest comme à l'Est, le mal développement engendre d'immenses souffrances. Partout, l'ignorance en matière de nos vrais besoins nutritionnels fait des ravages. Finalement, on meurt de faim sur toute la planète, qu'il s'agisse de la faim des maigres dans les pays pauvres ou de la faim des gros des pays riches, qui consomment d'énormes quantités d'aliments dépourvus de substances nutritives et sont, au niveau de leurs cellules, aussi carencés que les peuples souffrant de la faim.

Si on a le courage de repenser le problème global de l'alimentation en tenant compte des besoins du corps humain, on s'aperçoit rapidement que la germination des graines représente une solution extrêmement élégante aux problèmes alimentaires de notre temps. A n'importe quel âge, dans n'importe quel pays, il est possible de faire germer des graines et de s'assurer ainsi des substances nutritives fondamentales dont notre corps a besoin pour bien fonctionner. Une véritable indépendance nutritionnelle se dessine alors menant infailliblement vers la santé individuelle et collective.

Alors que la cuisson des aliments leur fait perdre la plus grande partie de leurs substances vivantes, la germination, au contraire, augmente d'une façon spectaculaire leur valeur nutritive. D'ailleurs, dans chaque civilisation, dans sa période d'expansion, la germination des graines a constitué l'une des techniques alimentaires les plus répandues pour assurer la vitalité des citoyens. Encore aujourd'hui lorsqu'on interroge les habitants de pays qui ont gardé leur culture paysanne, beaucoup d'individus se souviennent que leurs parents et grands-parents pratiquaient la germination pour se nourrir ou pour nourrir leur bétail.

A l'échelle planétaire, si nous voulons sortir des drames de l'époque actuelle, apprendre à faire germer des graines n'est pas un luxe mais une nécessité,

Les graines germées (et les jeunes pousses) sont des aliments de santé d'une puissance exceptionnelle. Riches en vitamines, en minéraux, en oligo-éléments, acides aminés, enzymes et substances biologiques actives, elles corrigent les carences provoquées par l'alimentation moderne, dévitalisée par les processus de conservation et de préparation de l'industrie alimentaire. Elles permettent de sortir de la surconsommation de produits animaux qui ruine la santé des pays occidentaux. Elles offrent à chacun, quel que soit son âge, l'occasion de devenir son propre producteur d'aliments sains et de disposer d'un moyen de se nourrir extrêmement économique.

Une intéressante classification des aliments d'après leur vitalité a été établie par le docteur Edmond Bordeaux Székély :

* *ALIMENTS BIOGÉNIQUES*
(qui donnent la vie)
Graines germées, jeunes plantes, spiruline et algues
* *ALIMENTS BIOACTIFS*
(qui entretiennent la vie)
Fruits, légumes et oléagineux crus et en bon état de fraîcheur
* *ALIMENTS BIOSTATIQUES*
(qui ralentissent la vie)
Aliments d'origine animale, aliments cuits
* *ALIMENTS BIOCIDIQUES*
(qui tuent la vie)
Tous les aliments contenant des produits chimiques.

Les aliments biogéniques et bioactifs forment la catégorie des ALIMENTS VIVANTS ;

Lorsque la proportion d'aliments BIOSTATIQUES et BIOCIDIQUES est trop importante (lorsqu'elle dépasse environ le 25 % de l'alimentation quotidienne), le corps se pollue et la maladie s'installe. Pour se guérir et retrouver la santé, une cure d'aliments vivants de quelques semaines est une expérience passionnante à vivre. Elle permet de réaliser combien

Hippocrate avait raison d'affirmer "que l'aliment soit ton médicament".

L'alimentation vivante n'est pas une "secte alimentaire", avec des dogmes rigides qui limitent la mobilité de l'individu. Elle donne l'occasion à chacun d'apprendre à observer les relations qui existent entre son alimentation et son état de bien ou de mal-être, de devenir conscient de la manière dont il soigne la "cathédrale de son corps".

Les graines germées et les jeunes pousses sont l'une des clés de voûte de l'alimentation vivante. Elles vous permettront, à vous aussi, de sortir du monde du conformisme, de la peur, de l'ignorance et de la maladie pour créer dans votre vie santé, prospérité et sérénité en débordant d'une joie de vivre illimitée.

Pour mieux comprendre l'intérêt exceptionnel des aliments vivants, il est précieux de distinguer le rôle fondamental des enzymes dans l'alimentation humaine.

Les enzymes

Les enzymes sont des protéines spécialisées qui, par leurs qualités biologiques, accélèrent les réactions chimiques qui, sans elles, n'auraient lieu que très lentement ou pas du tout. Le docteur Edward Howell, l'un des pionniers de la recherche sur ce sujet, a compris que les enzymes n'étaient pas seulement des catalyseurs permettant des réactions chimiques, mais également des unités d'énergie vitale indispensables aux processus physiologiques de notre organisme.

Le miracle de la vie est impossible sans enzymes. Ils sont au cœur de toutes les activités du corps, de tous les systèmes organiques. On peut même dire que le corps humain n'est rien d'autre que des millions et des millions de réactions enzymatiques qui permettent la vie. La qualité et la longueur de celle-ci sont directement proportionnelles à la quantité d'enzymes disponibles dans le corps. On sait par exemple que le niveau d'amylase dans la salive humaine, dans les pays occidentaux, est près de trente fois plus élevé chez une personne de vingt cinq ans que chez une personne de quatre-vingt ans. Cette diminution enzymatique est liée aux habitudes de vie moderne. Elle ne se produit pas chez les peuples qui vivent proches de la nature et consomment une grande quantité d'aliments crus. On se rend compte aujourd'hui que le vieillissement des populations occidentales est fortement lié aux carences enzymatiques alimentaires.

Le Docteur Howell a montré le manque d'aliments riches en enzymes est l'un des facteurs clefs des maladies et du vieillissement prématuré qui frappent nombre de nos contemporains, alors qu'une alimentation riche en enzymes est l'un des secrets de la bonne santé et de la longévité. Il a affirmé : "Croire que le corps peut digérer et assimiler facilement des aliments cuits sera certainement vu un jour comme l'une des plus grandes erreurs commises par la science." Ses travaux ont montré que, lorsque l'alimentation est essentiellement constituée d'aliments pasteurisés ou cuits, pauvres en enzymes, le système digestif est obligé d'emprunter les enzymes du métabolisme général pour parvenir à digérer les aliments sans enzymes. La conséquence de cette mesure adaptative est impressionnante : elle prive le corps de tous les enzymes dont il aurait besoin pour sa détoxication, sa régénération et le fonctionnement de son système immunitaire. Howell montre que de très nombreux problèmes de santé comme le cancer, le diabète, les allergies, les rhumatismes et milles autres maux ne sont en fait que des signes de carence en enzymes.

Dans les aliments vivants, les enzymes nécessaires à la digestion des nutriments sont présents dans les aliments eux-mêmes. Dès que l'on commence le processus de la mastication, dans la bouche, ces enzymes se mettent en action et commencent à digérer les aliments. La nature a bien fait les choses. Les aliments riches en protéines auront ainsi, dans leur contenu, un très grand nombre d'enzymes comme les protéases, qui permettent la digestion des protéines. Les graines de tournesol, qui sont très riches en protéines et en acides aminés, sont aussi très riches en enzymes permettant de les digérer. Les aliments qui sont riches en amidon contiendront beaucoup d'amylase et les aliments, comme les avocats ou les noix, qui sont riches en lipides, contiendront beaucoup de lipases, qui assurent leur digestion.

Si l'on mange les aliments des supermarchés ou des restaurants de fast-food, l'indigestion est pratiquement chronique et le pancréas n'arrive pas à faire son travail correctement pour digérer les protéines. Le courant sanguin est bientôt envahi par des protéines mal métabolisées, ce qui conduit à des processus d'allergie ou à la cancérisation des cellules saines. Des dépôts se forment dans les articulations (rhumatismes) ou dans les artères et les veines (maladies cardio-vasculaires). Les symptômes d'une mauvaise digestion sont : nausées, brûlures d'estomac, gaz, renvois, mauvaise haleine, odeurs corporelles fortes, maux de tête, douleurs abdominales, insomnies et cauchemars, constipations, diarrhées, fatigue, côlon spastique, diverticules, crampes, spasmes, eczéma, acné, allergies à certains aliments, fatigue après les repas, manque de concentration, troubles de la mémoire et nervosité, pour n'en citer que quelques uns. Un public transformé en moutons dociles par la publicité se rend malade, jour après jour, en avalant les aliments qu'on lui vend, aliments qui sont terriblement carencés en enzymes et en forces vitales.

L'absorption d'enzymes, en capsules ou en gélules, s'est avérée utile dans le traitement de maladies graves, mais il est plus simple et beaucoup moins coûteux d'utiliser les enzymes contenus dans les aliments vivants. L'absorption de graines germées et de jeunes pousses est l'un des moyens les plus élégants pour combler toute carence enzymatique.

Historique des graines germées

On appelle graine germée toute graine dont le métabolisme a été réveillé au contact de l'eau, de l'air, de la chaleur et qui commence à croître. Si l'on plante des graines qui sont en train de germer, elles donnent bientôt naissance à des tiges, puis à des feuilles qui se chargent peu à peu de chlorophylle. On parle alors de jeunes pousses. Dans toutes les grandes civilisations, au moment de leur période d'expansion, les graines germées ont été utilisées, procurant à tous une vitalité et une vigueur assurant le développement de la société. Lorsqu'une civilisation commence à aller vers son déclin, les habitudes alimentaires s'alourdissent et le graines germées tombent en désuétude.

Au tout début du christianisme, les communautés des Esséniens étaient répandues dans tout le Moyen Orient. Gardiens de traditions anciennes de sagesse et de santé, les Esséniens étaient des thérapeutes qui, bien que vivant parfois en plein désert, jouissaient d'une santé remarquable grâce à leur connaissance des lois de la vie et à leur utilisation, sur le plan alimentaire, des graines germées. C'est dans leurs communautés que Jésus grandit. Son enseignement sur la santé, qui parle d'alimentation vivante, des dangers des aliments cuits et des aliments d'origine animale, se trouve dans l'Évangile Essénien" (Éditions Vivez Soleil). Ce remarquable texte, qui décrit avec clarté les lois de la santé, a été supprimé de ce qui est devenu la Bible, dans les premiers siècles de notre ère. En fait, les dirigeants de l'Église Catholique firent en sorte que toute mention des Esséniens soit supprimée des écrits bibliques. La raison principale est que ces textes donnaient à leurs lecteurs les moyens de vivre délivrés de la peur et de la maladie. Or, les autorités ecclésiastiques, qui recherchaient le pouvoir et la domination, préféraient maintenir les foules dans l'ignorance et la soumission. Ce n'est qu'en 1928, dans la bibliothèque du Vatican, que le docteur Edmond Bordeaux Székély retrouva l'Évangile Essénien et le publia. A la demande du grand écrivain Romain Rolland, il écrivit également un livre pour décrire le mode de vie des Esséniens. Celui-ci parut sous le nom de "La Vie Biogénique" (Éditions Vivez Soleil). Il montre de façon détaillée le rôle central que les graines germées tenaient dans la vie de ces communautés qui vivaient très proches de la nature et étaient les précurseurs de ce que l'on appelle aujourd'hui l'écologie.

A la fin du moyen âge, de nombreux capitaines voulaient entreprendre des navigations au long cours pour découvrir le monde. Hélas, ils étaient tous arrêtés par ce que l'on appelait la "barrière du scorbut" : après un mois de mer environ, l'équipage était décimé par cette terrible maladie due au manque de vitamine C. Trois navigateurs trouvèrent les secrets leurs permettant d'aller plus loin. Vasco de Gama, Magellan et le Capitaine Cook découvrirent comment naviguer pendant plusieurs mois sans que leur équipage soit atteint par le scorbut. Pour l'un, ce furent les graines germées qui apportaient de la vitamine C en abondance. Pour un autre, ce fut l'utilisation d'Amaroli (mot indien qui désigne l'urine). Cette technique de santé consiste à boire un peu de sa propre urine, évitant ainsi toute carence vitaminique (lire « Amaroli », Éditions Vivez Soleil). Pour le troisième, ce fut l'utilisation du chou fermenté (choucroute) qui permet de produire de la vitamine C pendant des mois.

Il est intéressant de remarquer que ces trois secrets (qui à l'époque étaient protégés comme secrets d'état), correspondent à trois moyens de santé dont l'efficacité n'a jamais cessée d'être présente au long des siècles. Ils ont permis à d'innombrables malades de retrouver la santé.

A l'heure actuelle, dans la cuisine orientale, une large place est faite aux graines germées et les procédés industriels de fabrication de la bière sont également fondés sur des techniques de germination. De multiples études de laboratoires ont confirmé les enseignements de l'histoire concernant la grande valeur des graines en alimentation animale et humaine.

Avantages des graines germées

L'alimentation moderne est pauvre en aliments vivants, qui gardent intact toutes leurs molécules naturelles (enzymes, vitamines, hormones végétales, oligo-éléments et substances biologiques de toutes sortes). Il faut relever le fait que la science actuelle ne connaît qu'un petit nombre des milliards de molécules que la nature crée avec un génie inégalable ! Les processus industriels de transformation, de pasteurisation, de conservation et de coloration des produits qui remplissent les étalages des supermarchés ont été conçus pour le profit des marchands et non pour la santé des consommateurs. Ces aliments sont fortement carencés en substances vivantes. Aussi, la plupart des habitants des pays occidentaux sont victimes de maux aussi nombreux que pénibles. Des millions d'entre eux souffrent de maladies dégénératives. Malgré une consommation gigantesque de médicaments, ils vivent des vies de misère, marquées par le sceau de la souffrance. Le bonheur et la santé restent, pour eux, des images de publicité télévisée. Toute l'industrie du bien-être artificiel, qui fabrique ces publicités, tend à faire croire au consommateur que ce qu'on vend est bon pour lui, en lui cachant le fait que son corps est tout simplement mal nourri, surchargé d'éléments dévitalisés, déséquilibrés et carencés en substances vivantes.

Pourtant des voix ont crié "danger", affirmant que les aliments modernes n'avaient plus aucune valeur nutritive et qu'avec de tels produits dans leurs assiettes, les occidentaux "creusaient leur tombe avec leurs dents". De nombreux régimes ont vu le jour pour proposer des façons de se nourrir plus respectueuses des besoins de l'organisme humain. Chacun a mis en avant tel ou tel élément important à considérer. Ainsi, la doctoresse Kousmine (auteur de "Soyez bien dans votre assiette jusqu'à 80 ans et plus" - Éditions Laffont) a montré les dangers des farines raffinées. Elle a préconisé la crème Budgwig, qui est un mélange de céréales fraîchement broyées avec du séré et de l'huile de lin vierge, permettant ainsi à de nombreuses personnes de faire l'expérience d'une alimentation moins dévitalisée que celle qui consiste à manger du pain blanc, des produits laitiers, des œufs, de la confiture et de la charcuterie. Pourtant, il faut savoir que le fait de moudre le grain détruit presque tous les enzymes et une grande partie des vitamines et que le mélange de céréales avec des produits laitiers ne facilite pas le travail digestif de notre organisme.

Si l'on donne une valeur nutritionnelle arbitraire de 100 à la graine, le fait de la moudre nous fait passer de 100 à 10 ! Alors que si l'on fait germer cette graine on va passer de 100 à 1000, ou même 10000. La germination représente donc la technique la plus élégante pour apporter à notre organisme de la vie en puissance, du soleil concentré.

On peut résumer les lois fondamentales de l'alimentation humaine avec la règle des 3 V :

* V pour végétal, signifiant que l'alimentation doit être essentiellement d'origine végétale.

* V pour vivant : il s'agit de disposer de suffisamment d'aliments vivants pour nourrir qualitativement notre corps.

* V pour varié : la monotonie alimentaire est source de déséquilibres et de maladies. La santé est avant tout une dynamique du changement et tout sectarisme alimentaire est à éviter.

Les graines germées représentent donc un moyen efficace et élégant pour varier son alimentation quotidienne en la rendant plus végétale et plus vivante. On peut résumer ainsi leurs avantages :

Premièrement :

Les graines sèches se stockent et se transportent facilement sans se dégrader.

Deuxièmement :

On peut les faire germer chez soi, que l'on habite dans une maison ou dans un appartement. Le soin des graines qui germent ne prend que quelques minutes par jour.

Troisièmement :

Les graines germées sont un concentré de substances génératrices de santé, substances que la vie sait façonner beaucoup mieux que tous les laboratoires scientifiques.

Quatrièmement :

Les graines germées sont très faciles à digérer et elles sont assimilables même par des organismes malades.

Cinquièmement :

Les graines germées permettent de se nourrir avec un très petit budget.

Sixièmement :

Le fait de cultiver des graines germées permet à la fois d'être producteur et consommateur, capable de contrôler la fraîcheur et la qualité des ses aliments.

Septièmement :

Les graines germées permettent de renouer le contact avec la nature en devenant un "jardinier d'intérieur".

Huitièmement :

En observant les processus de germination et de croissance des végétaux, chacun peut lire le "grand livre de la nature" et apprendre les lois de la sagesse et de l'harmonie.

Comprendre la germination

Premièrement : LA GRAINE

La graine est constituée d'une enveloppe (appelée aussi tégument) qui protège un embryon comportant une plumule, une radicule et un ou deux cotylédons.

Le tégument, qui est dur et rigide, protège l'embryon contre les moisissures et les insectes qui pourraient vouloir le manger. Il est recouvert d'une fine pellicule, un insecticide naturel que la graine produit pour faire fuir ses prédateurs.

Le micropyle est un pore du tégument permettant le passage de l'eau nécessaire à la germination.

La radicule est la partie de l'embryon qui formera la racine.

La plumule est un embryon de tige.

Les cotylédons sont des embryons de feuilles. Ils contiennent les réserves nutritives de la graine.

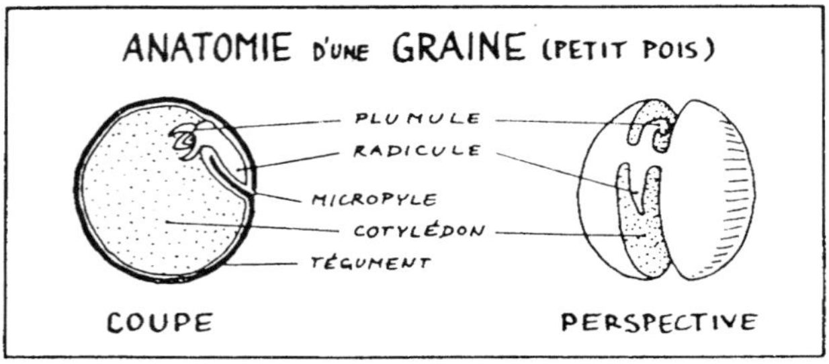

Deuxièmement : LA GERMINATION

Une graine qui va germer à tout d'abord besoin d'eau. Le tissu végétal normal contient en effet 90 % d'eau alors que la graine n'en renferme que 10 %. Pour sortir de son état de repos, la graine doit tout d'abord tremper dans l'eau. Le temps de trempage est différent suivant les graines. Ainsi une graine de tournesol décortiquée (dont on a enlevé le tégument) peut germer après quatre heures de trempage seulement alors qu'un pois chiche a besoin de vingt-quatre heures de trempage pour commencer à germer.

Une fois que la graine s'est imprégnée d'eau, son métabolisme s'accélère et le processus de la germination commence. Pour germer, la graine a besoin d'une température suffisante (en général environ vingt degrés centigrade) et d'un apport d'air adéquat. Dans la graine qui commence à germer, une extraordinaire transformation moléculaire se produit. Les enzymes, lorsqu'ils sont activés, commencent à digérer les graisses, protéines et glucides des cotylédons pour qu'ils puissent servir de nourriture à l'embryon en croissance. Le tégument est bientôt percé par la radicule qui émerge ainsi que la plumule. La plumule s'allonge en direction de la lumière, dans l'obscurité de la terre. Elle reste donc blanche et tendre. Lorsqu'elle atteindra la lumière, elle commencera à fabriquer la chlorophylle qui, par le processus de la photosynthèse, transformera l'énergie solaire en matière végétale.

De son côté, la radicule s'allonge et plonge dans la terre où elle se transforme en racine pour puiser l'eau et les minéraux dont la plante aura besoin. Lorsque sont épuisées les substances de réserve contenues dans les cotylédons, la plante commencera à vivre par elle-même avec les substances qu'elle tire du sol et qu'elle transforme, dans ses feuilles, en molécules organiques. Cette capacité qu'ont les végétaux de transformer la lumière solaire en substances vivantes, par la photosynthèse, est une opération véritablement alchimique que l'homme ne sait pas faire. C'est la raison pour laquelle nous avons besoin de manger des végétaux vivants pour nourrir notre corps en molécules organiques qui sont de l'énergie solaire stockée.

L'amidon, pour être assimilé, doit être réduit par les enzymes en sucres simples. Ceux-ci sont associés, dans les aliments naturels, aux éléments nécessaires à leur parfaite assimilation, contrairement aux sucres raffinés qui sont privés de leurs compléments naturels et engendrent toutes sortes de troubles dans l'organisme. Cette transformation de l'amidon fait des graines germées une source remarquable de sucres simples, facilement assimilables. L'organisme, grâce à ces sucres, est nourri d'une manière qui ne lui demande aucun travail. Le tableau ci-après montre la diminution de l'amidon et l'augmentation des sucres simples (pendant la germination du blé).

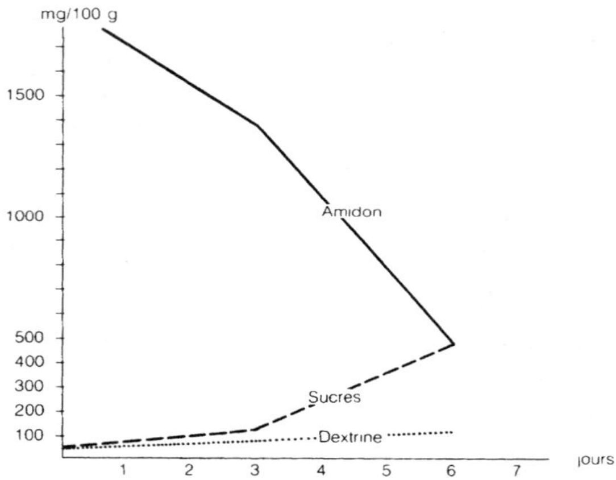

Dans la graine en germination se produit une fantastique augmentation des vitamines. Il s'agit d'une véritable explosion qui représente un phénomène biologique tout à fait étonnant. En voici quelques exemples :

Vitamine C

TENEUR EN VITAMINE C
DE GRAINES DE LÉGUMINEUSES EN COURS DE GERMINATION

Temps de germination	*Teneur en vitamine C*
Non germées	Traces
Après 24 heures de germination	7 à 8 mg/100 g
Après 48 heures de germination	10 à 12 mg/100 g
Après 72 heures de germination	12 à 14 mg/100 g

Dr Bailey (University of Minnesota) : la vitamine C du blé germé augmente de 600 % dans les premières journées de germination et la vitamine E triple en 4 jours. La vitamine E est reconue pour jouer un rôle important dans la fertilité des individus.

Dr Ralph Bogart (Kansas Agricultural Experimental Station) : dans 40 g de graines germées d'avoine on trouve 15 mg de vitamine C, soit plus que dans une quantité correspondante de melon, de cassis ou de myrtilles.

Dr Andrea (McGill University) : dans 110 g de pois germés se trouvent 30 mg de vitamine C, quantité comparable à la teneur en vitamine C du jus d'orange.

Dr Berry Mack (University of Pennsylvania) : dans les graines germées de soja, après 72 heures, on constate une augmentation de la teneur en vitamine C de 553 %.

TENEUR EN VITAMINE C
DES GRAINES DE SOJA EN COURS DE GERMINATION

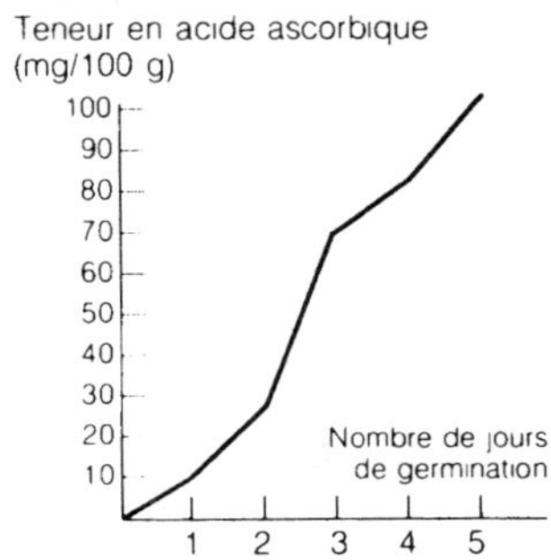

Autres vitamines

TENEUR EN VITAMINES DE GRAINES AVANT ET APRÈS 5 JOURS DE GERMINATION
(Teneur en mg/kg)

Espèce	Vitamine B2 (riboflavine)		Vitamine B3 (niacine)	
	Graines non germées	Graines germées	Graines non germées	Graines germées
Orge	1,3	8,3	72	129
Maïs	1,2	3,0	17	40
Avoine	0,6	12,4	11	48
Soja	2,0	9,1	27	49
Haricot de Lima	0,9	4,0	11	41
Haricot Mungo	1,2	10,0	26	70
Pois	0,7	7,3	31	32

Espèce	Vitamine B1 (thiamine)		Vitamine H (biotine)	
Orge		7,9	0,4	1,2
Maïs	6,2	5,5	0,3	0,7
Avoine	10,0	11,5	1,2	1,8
Soja	10,7	9,6	1,1	3,5
Haricot de Lima	4,5	6,2	0,1	0,4
Haricot Mungo	8,8	10,3	0,2	1,0
Pois	7,2	9,2		0,5

TENEUR EN VITAMINE B12 DE CÉRÉALES ET DE LÉGUMINEUSES EN COURS DE GERMINATION

Espèce	Avant germination	Après 2 jours de germination	Après 4 jours de germination
Haricot Mungo	0,61	0,81	1,53
Lentille	0,43	0,42	2,37
Pois	0,36	1,27	2,36

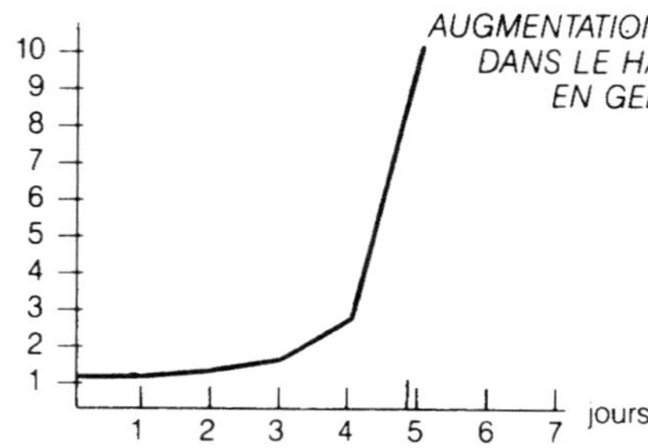

AUGMENTATION DE VITAMINES B2 DANS LE HARICOT MUNGO EN GERMINATION

(On peut établir des graphiques du même type avec presque toutes les vitamines.)

AUGMENTATION DE LA TENEUR EN VITAMINES
GRACE AU PROCESSUS DE GERMINATION,
MESUREE SUR DU BLE GERME DE 5 JOURS

Vitamines :	*Mesurées sous la forme de :*	*Augmentation en % par rapport à la céréale non germée*
B1	Thiamine	jusqu'à 20
B2	Riboflavine	300
PP	Niacine	10-25
Acide pantothénique		40-50
B6	Pyridoxine	200
C	Acide ascorbique	500
A	Carotène	225

EFFET DE LA GERMINATION
SUR LA TENEUR EN VITAMINE B12 DES LEGUMINEUSES

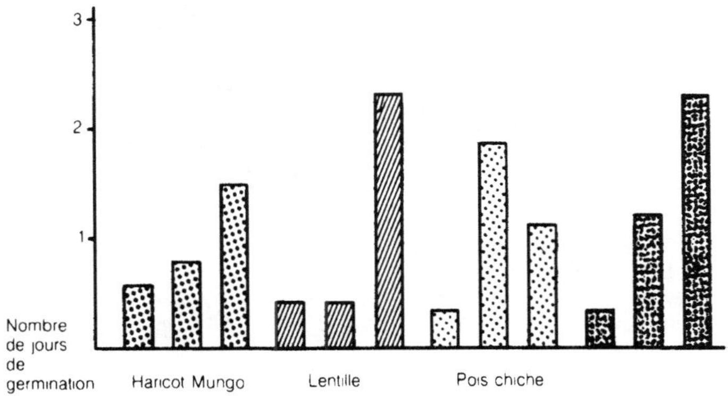

Les teneurs en vitamines B2, B12 et PP sont multipliées par 2 à 10.

Dr Paul Burkholder (Vale University) : la qualité de vitamine B des graines d'avoine germées augmente de plus de 1300 % ; quand les jeunes pousses vertes surgissent hors des graines germées, l'augmentation est de plus de 2000 %. Le Dr Burkholder a également constaté les augmentations suivantes : pyridoxine (vitamine B6), 500 % ; acide pantothénique : 200 % ; acide folique : 600 % ; biotine : 50 % ; inositol : 100 % ; acide nocotinique : 500 %.

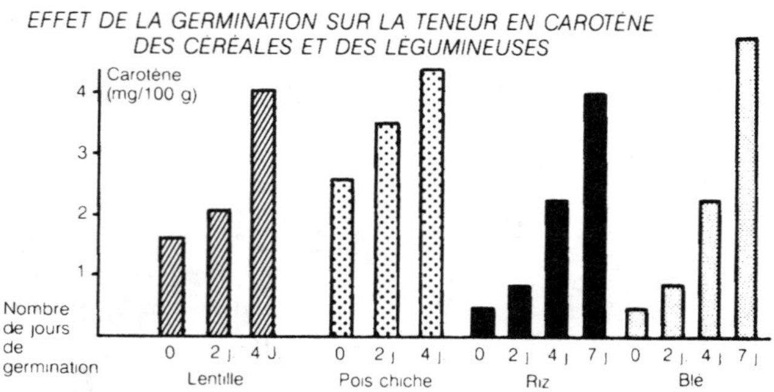

La teneur du blé et du riz en carotène (provitamine A) est multipliée par 10 en 7 jours.

Ainsi, dans un délai de quelques heures à quelques jours, la germination offre une production d'une abondance extraordinaire de toutes les vitamines dont notre corps a besoin. Comment, avec cela, est-il possible que des êtres humains souffrent de carences vitaminiques ? La raison est simple : ils ne connaissent pas les graines germées et n'en consomment pas ! Évidemment, pour que les vitamines des graines germées apportent à l'organisme toutes leurs qualités, il faut que celles-ci soient mangées crues. La cuisson, en effet, est l'élément de destruction principal des vitamines dans l'alimentation occidentale moderne.

Les protéines qui sont stockées dans les graines sont transformées, pendant la germination, en acides aminés, grâce au travail des enzymes. Non seulement on trouve les acides aminés qui étaient présents dans les protéines, mais de nouveaux acides aminés, qui n'existaient pas dans la graine, sont synthétisés. Les graines germées représentent donc une source de haute qualité d'acides aminés. Elles n'ont pas l'inconvénient des protéines animales (viandes, produits laitiers et œufs) qui sont souvent accompagnées de graisses saturées, génératrices de nombreux troubles de santé. De toutes manières, il est important de savoir que nous n'utilisons pas les protéines telles quelles, nous n'utilisons que les acides aminés qui les composent. Le travail de devoir digérer les protéines animales pour en extraire les acides aminés représente un grand effort pour le corps et, à long terme, une importante fatigue.

Les acides gras contenus dans la graine sont transformés, par les enzymes, en acides gras libres qui sont assimilables par notre organisme. Il est important de savoir que les graisses d'origine végétale sont non saturées et n'entraînent pas, dans l'organisme, les nombreux problèmes que créent les graisses saturées d'origine animale.

En fait, quelles que soient les substances que l'on étudie, on s'aperçoit que la nature a bien fait les choses : par l'intermédiaire des graines germées elle donne à notre corps tout ce dont il a besoin pour fonctionner parfaitement. Nous n'avons nul besoin que des animaux transforment les végétaux en viande, que des chimistes fabriquent des vitamines de synthèse, que les industries alimentaires enrichissent certains aliments en telle ou telle vitamine. Nous pouvons faire confiance à la nature, qui sait mieux que tous les savants du monde ce dont notre corps a besoin et nous l'offre, avec délicatesse et subtilité, dans les graines germées et les jeunes pousses. Si vous voulez étudier les fondements scientifiques de l'alimentation vivante, lisez « Alimentation, Science et Spiritualité » du docteur Gabriel Cousens (Éd. Vivez Soleil). C'est l'ouvrage de référence le plus documenté sur ce sujet. Il vous donnera la compréhension de « l'alimentation du vingt et unième siècle », une alimentation génératrice de santé et d'harmonie pour tous les êtres humains.

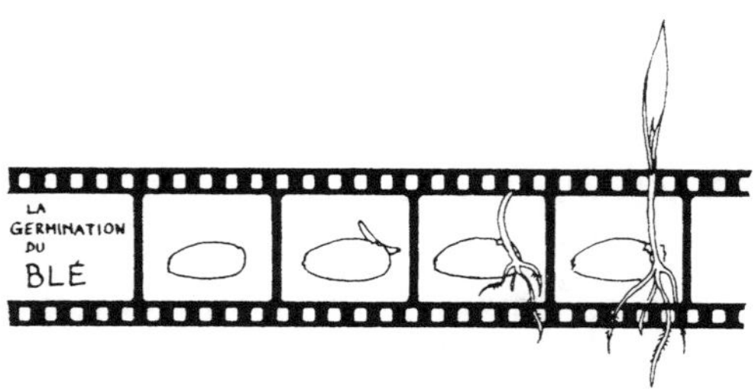

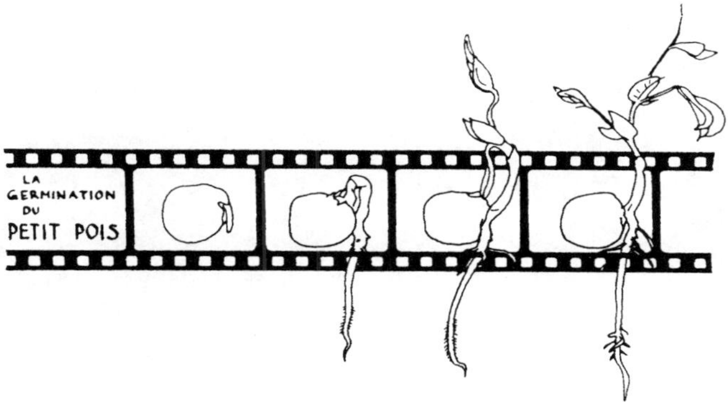
LA
GERMINATION
DU
PETIT POIS

Technique de germination : le trempage

Mettez quelques cuillerées à soupe de graines cultivées biologiquement (que vous aurez achetées dans un magasin diététique ou chez un cultivateur agrobiologiste) dans un bocal et recouvrez-les d'eau pure. Si vous ne disposez pas d'un filtre enlevant le chlore et les produits chimiques provenant de l'eau du robinet (le meilleur système de filtrage est l'osmose inverse), utilisez de l'eau de source, non gazeuse, en bouteille de verre de préférence. La quantité de graines dépendra des dimensions du bocal que vous utilisez. Avec un peu d'expérience, vous trouverez facilement la quantité de graines qui correspond à vos besoins journaliers. Laissez tremper maintenant les graines à la température de la pièce, en tenant compte du fait que chaque graine a besoin d'un temps de trempage différent.

Graines à trempage lent (de 12 à 24 heures) : azuki, haricot mungo, pois chiche, soja.

Graines à trempage moyen (de 10 à 12 heures) : blé, lentille, fenugrec.

Graines à trempage court (4 heures environ) : tournesol décortiqué, sésame, quinoa, alfalfa (luzerne).

Après le temps de trempage, les graines sont imbibées d'eau et ont perdu leur dureté.

La germination

Il s'agit maintenant de recouvrir le bocal d'une toile moustiquaire retenue par un élastique. Videz l'eau de trempage et rincez sous le robinet avec de l'eau à température du corps. Si l'eau de trempage devait être une eau pure, l'eau du robinet, même filtrée, peut convenir pour le rinçage. Laissez couler l'eau en abondance pour que les graines soient remuées dans le courant d'eau.

Ensuite, placez les graines à germer en inclinant le bocal à quarante cinq degrés sur un égouttoir, avec l'ouverture vers le bas. Cette position permet le drainage de l'eau et l'aération des graines que vous ferez attention de répartir le long de la paroi du bocal, plutôt que de toutes les voir s'entasser contre la toile moustiquaire. Vous recouvrez maintenant le bocal d'un linge car les graines préfèrent être à l'abri de la lumière. En fait, vous cherchez à leur donner les mêmes conditions que si elles étaient dans la terre.

Vos graines vont se mettre à germer et vous n'aurez rien d'autre à faire que de les rincer deux fois par jour en moyenne dans un pays tempéré, trois fois par jour dans un pays tropical. Pourquoi faut-il rincer les graines ? Il

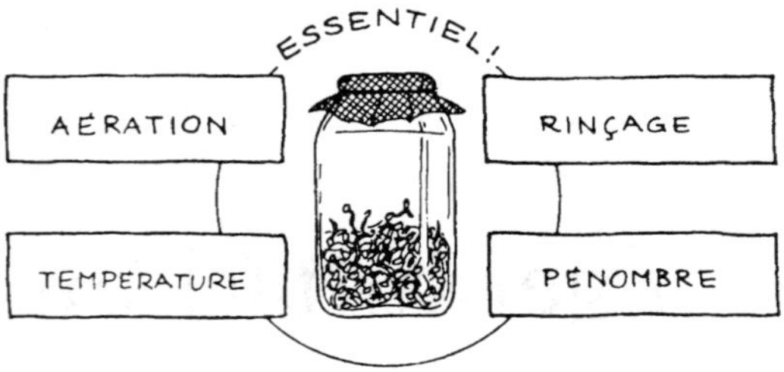

s'agit d'éliminer les déchets métaboliques des graines et les pesticides qu'elles fabriquent pour éloigner les insectes et rongeurs lorsqu'elles se trouvent dans la terre. En outre, le rinçage permet de bien les humidifier.

La technique qui utilise des bocaux est la plus simple à pratiquer. Elle permet de produire des quantités importantes de graines germées. On peut également, pour de petites quantités, acheter un germoir en plastique ou en terre, germoir qui facile les opérations de rinçage. On trouve ces appareils dans la plupart des magasins diététiques.

Pour ceux qui aime le camping, les voyages sac au dos ou les croisières en mer, il est possible de faire germer des graines dans des sacs de toile moustiquaire en nylon. Après les avoir fait tremper dans un bocal, on pourra les mettre dans des sacs et se contenter de les rincer, deux fois par jour, jusqu'à ce qu'elles aient germé. De cette manière on évitera l'encombrement de bocaux ou de germoirs et on pourra se déplacer facilement avec ses sacs contenant des graines germées. Pour les gens qui font du trekking, cette technique permet de produire soi-même des aliments hautement énergétiques en se promenant avec des sacs en toile moustiquaire, remplis de graines en train de germer, accrochés sur le sac à dos !

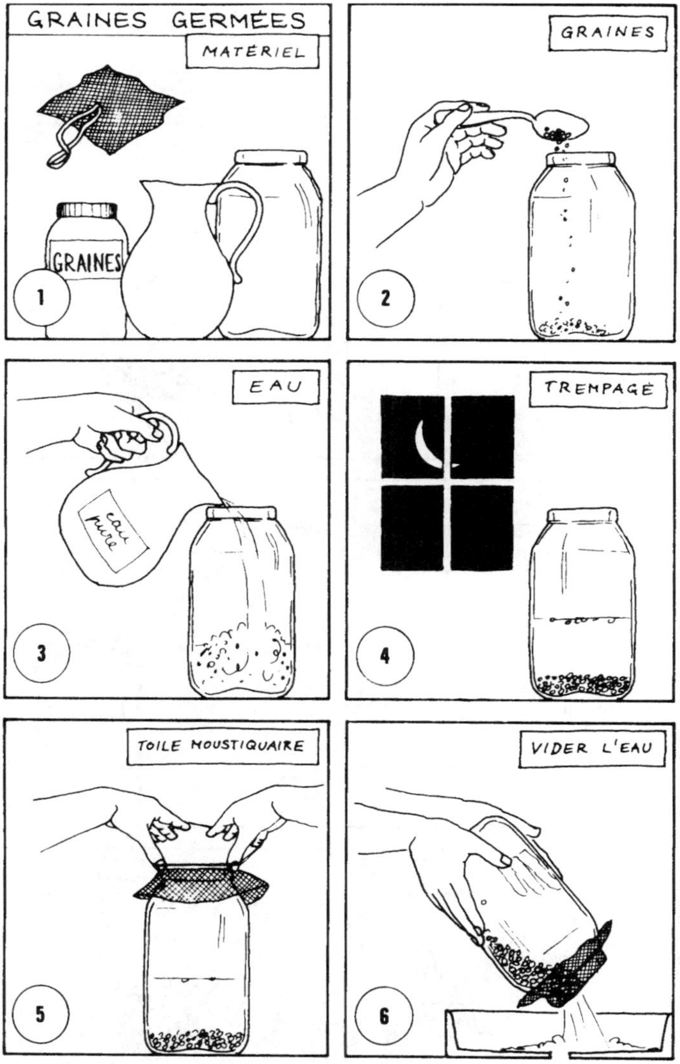
GRAINES GERMÉES
MATÉRIEL
GRAINES
1
GRAINES
2
EAU
eau pure
3
TREMPAGE
4
TOILE MOUSTIQUAIRE
5
VIDER L'EAU
6

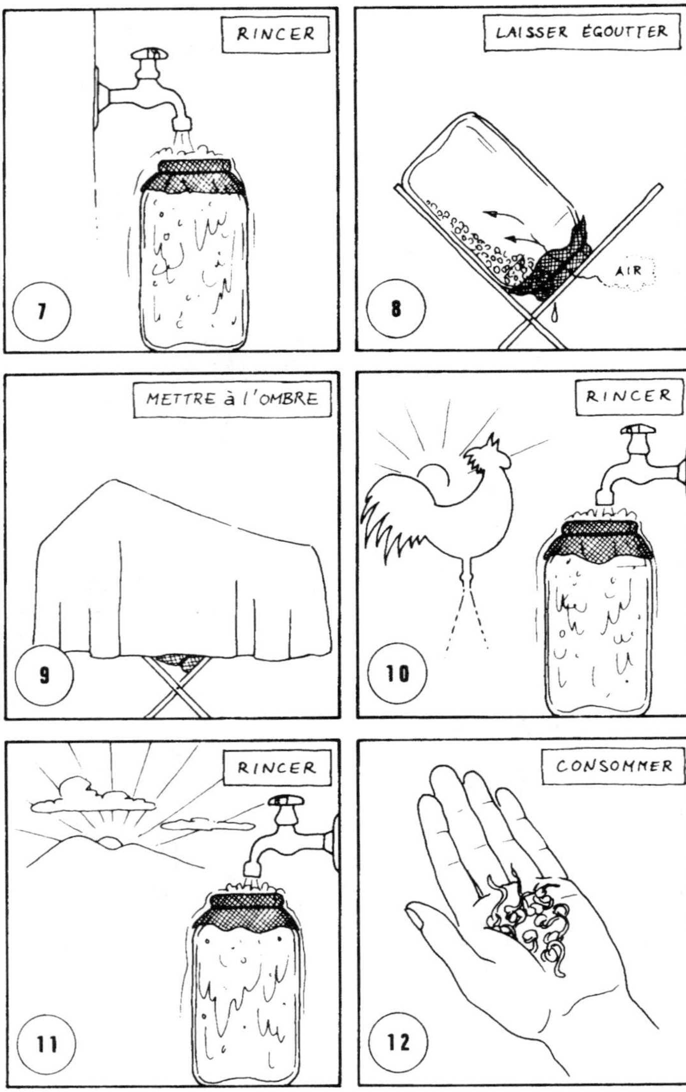
RINCER
7
LAISSER ÉGOUTTER
AIR
8
METTRE à l'OMBRE
9
RINCER
10
RINCER
11
CONSOMMER
12

Choix des graines

Pour germer, les graines doivent être de culture biologique afin qu'elles aient encore tous leur pouvoir germinatif. Toutes les graines peuvent être mises en germination. Leur propriétés gustatives, vitaminiques, enzymatiques et autres sont légèrement différentes les unes des autres, mais leur potentiel de vitalité est à peu près équivalent. Par conséquent, on choisira telle ou telle graine en fonction de son goût personnel plus qu'en fonction de ses propriétés biologiques. Dit d'une autre façon, toutes les graines germées sont bonnes pour la santé et contiennent tout ce qu'il faut pour que notre corps puisse fonctionner au maximum de ses capacités.

Voici les graines les plus couramment utilisées :

Tournesol :

Le tournesol décortiqué se consomme tout de suite après un court trempage de quatre à douze heures. Ainsi on peut préparer du tournesol le matin pour midi (temps de trempage quatre heures) ou le mettre à tremper le soir pour l'utiliser le lendemain (temps de trempage environ douze heures). Une fois le temps de trempage terminé, on rince à grande eau. Les petites peaux qui viennent à la surface sont évacuées en les laissant partir avec l'eau par dessus le bord du récipient. Une fois que l'on aura égoutté les graines qui restent au fond du récipient, elles sont prêtes à être dégustées.

Le tournesol est une graine très facile à préparer et constitue un aliment parfait pour l'être humain. Des expériences ont montré qu'une alimentation constituée uniquement de graines de tournesol germées pendant plusieurs mois, permettait d'obtenir des performances physiques et mentales exceptionnelles, tout en ne souffrant d'aucune carence. Des cures de tournesol germées de quelques semaines se sont avérées d'une très grande efficacité pour des gens souffrant de maladies graves, leur permettant de régénérer leur corps d'une manière spectaculaire Une simple cure de quelques jours permet déjà d'observer des améliorations importantes de son niveau de vitalité. C'est la graine germée idéale pour ceux qui n'ont pas le temps de faire germer des graines qui demandent plusieurs jours pour être prêtes.

Le quinoa :

Le quinoa est une céréale qui vient d'Amérique du Sud. C'était l'aliment de choix des incas. Comme le tournesol, les graines de quinoa se mettent à germer après un temps de trempage de quatre à douze heures. Le quinoa germé représente un aliment d'une extraordinaire vitalité, que l'on peut consommer seul ou mélangé à des salades ou à d'autres mets.

Le blé :

On peut consommer les graines après deux à quatre jours de germination, quand les germes ont quelques millimètres de long. Le goût est sucré et un grand nombre de préparations culinaires peuvent être effectuées à partir du blé germé. Il est préférable d'utiliser des variétés anciennes de blé comme l'épeautre et le blé kamut, plutôt que les blés modernes qui ont subi de très nombreuses hybridations leur ayant fait perdre une partie de leur potentiel énergétique.

L'alfalfa (luzerne) :

Les graines d'alfalfa sont les championnes de la productivité ! Ce sont des petites graines qui vont, après quatre ou cinq jours de germination à l'abri de la lumière, donner une quantité impressionnante de petites plantules, offrant ainsi la plus délicieuse des salades. A partir du quatrième jour, on pourra mettre les jeunes plantules à la lumière pour qu'elles développent leur chlorophylle. Après deux jours de lumière, elles seront prêtes à être mangées. Il est important de bien rincer les graines en train de germer afin d'éviter toute pourriture. Il est parfois utile de procéder, le quatrième jours, à un bain de nettoyage : videz tout le bocal dans un baquet d'eau fraîche et démêlez en douceur les plantules avec la main. Enlevez les enveloppes qui flottent à la surface ainsi que les graines non germées qui sont restées dans le fond. Puis remettez les plantules dans le bocal, sans les comprimer. S'il le faut, répartir la masse dans deux bocaux différents.

Azuki :

Ce petit haricot rouge d'extrême Orient peut être consommé après trois à cinq jours de germination, lorsque les germes ont environ deux centimètres de long. On enlèvera les enveloppes rouges en trempant les graines dans un bassin d'eau : elles flottent à la surface et sont faciles à enlever avec une passoire. Avec ces graines il faut faire un tri avant de les consommer car s'il reste quelques graines qui n'ont pas germé et sont restées dures, on risque de se casser les dents !

Fenugrec :

Cette graine, très utilisée dans le Moyen Orient, a un goût qui permet de rehausser la saveur de toutes sortes de plats. Les germes de fenugrec ont aussi un effet stimulant de toutes les fonctions digestives et sont aussi réputés pour leurs vertus aphrodisiaques. On consomme les graines germées après trois à quatre jours de germination. Le fenugrec a cette curieuse particularité de donner une odeur caractéristique à la sueur de celui qui les consomment. Au temps jadis, les belles orientales, plutôt que de se parfumer par l'extérieur, mangeaient du fenugrec germé pour sentir bon !

Le soja vert ou haricot mungo :

Il faut éviter de consommer le soja cru, car il contient des substances toxiques pour l'organisme. Il faut donc l'utiliser soit cuit soit germé. Vous avez certainement déjà rencontré des graines de soja germées dans les supermarchés ou les restaurants chinois. C'est l'un des aliments préféré de l'Asie. On consomme les graines germées après trois à quatre jours de germination, lorsqu'elles ont deux à quatre centimètres de long. Le soja est une source de protéines de qualité et de plus en plus de gens l'utilise de préférence aux protéines animales. Il faut savoir que toutes les autres graines germées ont aussi cette vertu et que leur consommation permet de se délivrer de l'excès de protéines animales qui empoisonne nos contemporains.

Les lentilles :

Après trois à quatre jours de germination, lorsque les germes ont deux centimètres de long, les lentilles sont prêtes à être consommées. C'est un aliment excellent par son goût agréable et ses propriétés énergétiques.

Le pois chiche :

Le pois chiche germé se consomme après deux à quatre jours de germination, lorsque les pousses ont environ deux centimètres de longueur. Le pois chiche germé permet de faire de délicieux pâtés végétaux, qui sont l'un des secrets de la cuisine libanaise (hummus).

Il existe bien d'autres graines que l'on peut faire germer et chaque pays offre des variétés spécifiques. A vous d'explorer, où que vous soyez, les immenses richesses de la nature !

Le riz :

Le riz est facile à faire germer mais, dans la pratique, il est extrêmement difficile de trouver du riz séché à l'air ambiant, le seul qui puisse germer. La plupart des riz (même biologiques) du commerce ont été séchés à chaud et cela leur a fait perdre leur pouvoir germinatif. C'est regrettable, car les études du CNRS (Centre National de Recherche Scientifique - France) ont prouvé l'immense valeur, sur le plan nutritionnel, du riz germé. Si les asiatiques mangeaient un peu de riz germé, en plus du riz cuit, un grand nombre des maladies disparaîtraient, notamment celles dues aux carences en vitamines B qui ont été produites par le raffinage du riz (riz blanc).

GRAINES GERMÉES : TABLEAU RÉCAPITULATIF

NOM DE LA GRAINE	ASPECT		COULEUR (GRAINE SÈCHE)	TEMPS		REMARQUES
	À SEC	GERMÉ		TREMPAGE	GERMINATION	
AZUKI		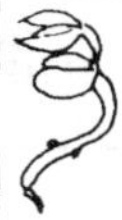	ROUGE SOMBRE	12 à 24 h.	3 à 5 j.	BAIN DE NETTOYAGE POUR ENLEVER LES ENVELOPPES. ATTENTION AUX GRAINES NON GERMÉES, TRÈS DURES.
ALFALFA (LUZERNE)	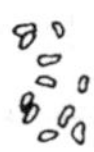	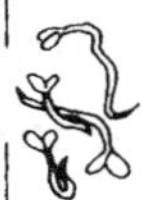	BEIGE-BRUN	4 h	6 à 7 j.	BAIN DE NETTOYAGE POUR ENLEVER LES ENVELOPPES. DONNE 10 FOIS SON VOLUME DE GRAINES SÈCHES!
BLÉ	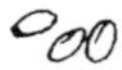	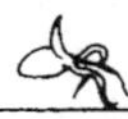	JAUNE	10 à 12 h	2 à 5 j.	SIMPLE À FAIRE GERMER, TRES SAIN À MANGER.
FENUGREC		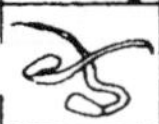	JAUNE	10 à 12 h.	3 à 4 j.	DÉPURATIF DU FOIE. GOÛT UN PEU RELEVÉ.
SOJA		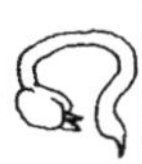	VERT	12 à 24 h	3 à 6 j.	TRADITIONNEL DE LA CUISINE CHINOISE. BAIN DE NETTOYAGE, ATTENTION AUX GRAINES NON GERMÉES.
HARICOT	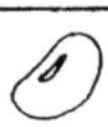	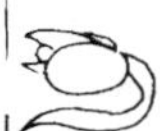	VARIÉE	12 à 24 h.	2 à 6 j.	RICHE EN PROTÉINES. BAIN DE NETTOYAGE RECOMMANDÉ.
LENTILLE	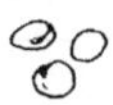	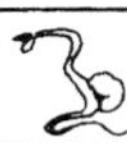	VERTE OU BEIGE	12 à 24 h	3 à 4 j.	GOÛT MARQUÉ. RICHE EN PROTÉINES.
POIS CHICHE		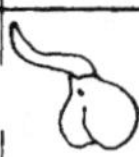	JAUNE-CLAIR	12 à 24 h.	3 à 5 j.	RINCER ABONDAMMENT. ALIMENT TRÈS FORTIFIANT.
TOURNESOL	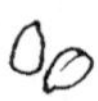	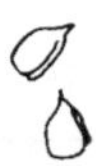	CRÊME	4 h.	½ à 2 j.	UTILISER DES GRAINES DÉCORTIQUÉES. TRÈS SIMPLE À FAIRE GERMER, SAIN À MANGER.

Germination d'autres graines

nom de la graine	temps de trempage	temps de germination	température conseillée
Orge	12 h	3 - 4 j	19° - 27°
Maïs	12 - 20 h	2 - 3 j	19° - 29°
Millet	8 - 10 h	3 j	21° - 27°
Avoine	12 h	3 j	19° - 27°
Pois	12 h	3 j	10° - 22°
Cacahuète	14 h	3 - 4 j	19° - 29°
Courge	10 h	2 - 3 j	18° - 29°
Riz	12 h	3 - 4 j	13° - 27°
Seigle	10 h	2 - 3 j	10° - 22°
Sésame	4 - 6 h	1 - 3 j	19° - 27°
Quinoa	4 - 12 h	1/2 - 1 j	19° - 27°

Conservation des graines germées

Si la quantité de graines germées produite dépasse les besoins du jour, il est possible de les conserver deux à trois jours au réfrigérateur, dans le compartiment le moins froid. Si le goût devient trop prononcé, voire même désagréable, cela signifie que les graines ne sont plus bonnes à la consommation.

Les graines sèches, que l'on utilise pour la germination, pourront être stockées pour de longues durées dans des bocaux fermés, dans une atmosphère fraîche. Quelqu'un qui veut se rendre totalement indépendant du système de la consommation peut acheter pour six mois ou une année de graines, qu'il fera germer petit à petit. Elles lui apporteront une alimentation lui permettant de vivre sans dépenser un seul centime !

Avec les graines germées il n'y a pas de quantités minimum ou maximum à respecter. Plus on en mange, plus on fournit à son corps des substances vivantes génératrices de bien-être et de santé.

Les jeunes pousses

Au lieu de manger les graines germées que l'on a préparé, on peut les planter pour faire pousser de jeunes pousses. Il est ainsi possible, même en appartement, de devenir un véritable jardinier et s'entourer de plateaux couverts d'une verdure qui enchante le regard, produit de l'oxygène et des ions négatifs qui purifient l'air et lui donnent de la vitalité. Les jeunes pousses, lorsqu'on les coupe avec des ciseaux et qu'on les mange, apportent à l'organisme toute la richesse de leurs enzymes, vitamines, minéraux et de cette étonnante chlorophylle qui leur donne leur couleur verte. Sa molécule est très proche de celle qui permet à l'hémoglobine du sang de jouer son rôle de transporteur d'oxygène. Avec les jeunes pousses il est possible de consommer des aliments d'une vitalité exceptionnelle, puisque quelques secondes seulement s'écoulent entre le temps de la cueillette et la consommation des aliments.

La façon la plus courante de faire pousser des jeunes pousses est d'utiliser des plateaux emplis de terre. Il est également possible de les faire pousser sans terre, nous en parlerons plus loin.

Pour la culture en terre, il s'agit de se procurer les éléments suivants :

- Plateaux en plastique de quelques centimètres de profondeur ou bacs en terre.
- Terre végétale, que l'on peut se procurer en forêt ou dans un lieu de nature (attention néanmoins à ne pas en prendre près des champs cultivés à cause de la présence possible de pesticides chimiques).
- Terreau biologique, que l'on achètera dans une jardinerie, en vérifiant qu'il ne contient pas d'engrais chimiques ou autres substances de synthèse.
- Un pulvérisateur ou un petit arrosoir pour obtenir un arrosage en pluie fine.

Préparation des jeunes pousses

On commence à faire tremper les graines comme pour la germination, à l'exception toutefois des graines de cresson et de moutarde qui n'ont pas besoin de trempage. On dispose la terre, en la tassant légèrement sur les plateaux en plastique ou les bacs, puis on étend les graines trempées en une couche unique. Elles ne doivent pas se chevaucher mais recouvrir complètement la surface de la terre. On arrose alors avec une fine pluie d'eau afin de bien humidifier les graines et la terre. Ensuite, on couvre le plateau avec une feuille de plastique noir ou un autre plateau afin que les graines soient à l'abri de la lumière et que l'humidité soit conservée. Il s'agira de contrôler le degré d'humidité tous les jours en enlevant le plateau supérieur ou la feuille de plastique et en touchant la terre avec le doigt. Si la terre est sèche, arrosez pour humidifier. Il y a un équilibre à trouver. S'il y a trop d'humidité, des moisissures se développent et peuvent étouffer les graines, s'il n'y en a pas assez, les graines ne poussent pas.

Après trois, quatre ou cinq jours suivant la plante et l'évolution des températures, découvrez le plateau pour mettre les jeunes pousses à la lumière. Au contact de celle-ci, les jeunes pousses vont se charger de chlorophylle et devenir vertes. On évitera toutefois de les mettre en plein soleil. Pour la croissance des jeunes pousses, les conditions idéales consistent en une température de dix huit à vingt deux degrés centigrades. Arrosez le plateau matin et soir avec un vaporisateur. Une fois les jeunes pousses parvenues à maturité, coupez-les avec des ciseaux au ras de la terre. Suivant leur espèce, elles sont prêtes à être consommées après sept, huit, neuf, dix, onze ou même douze jours Les jeunes pousses peuvent se consommer mélangées à une salade ou à d'autres aliments. Elles représentent une source de substances biologiques de qualité, capables d'apporter à notre organisme les trésors de leur prodigieuse vitalité.

On peut planter toutes les graines que l'on fait germer. Mentionnons encore, parmi les graines qui sont habituellement utilisées en jeunes pousses plutôt qu'en graines germées, le sarrasin, le cresson, la cressonnette, le trèfle incarnat, la moutarde blanche, la moutarde orientale, le millet et le radis.

Il est possible d'obtenir également des jeunes pousses à partir de plantes que l'on cultive dans des pots, telles des gousses d'ail, des oignons, des carottes, des betteraves, des plantes aromatiques diverses. Toute une variété de jeunes pousses peuvent être ainsi être produites chez soi avec le plaisir se transformer sa cuisine en un véritable jardin.

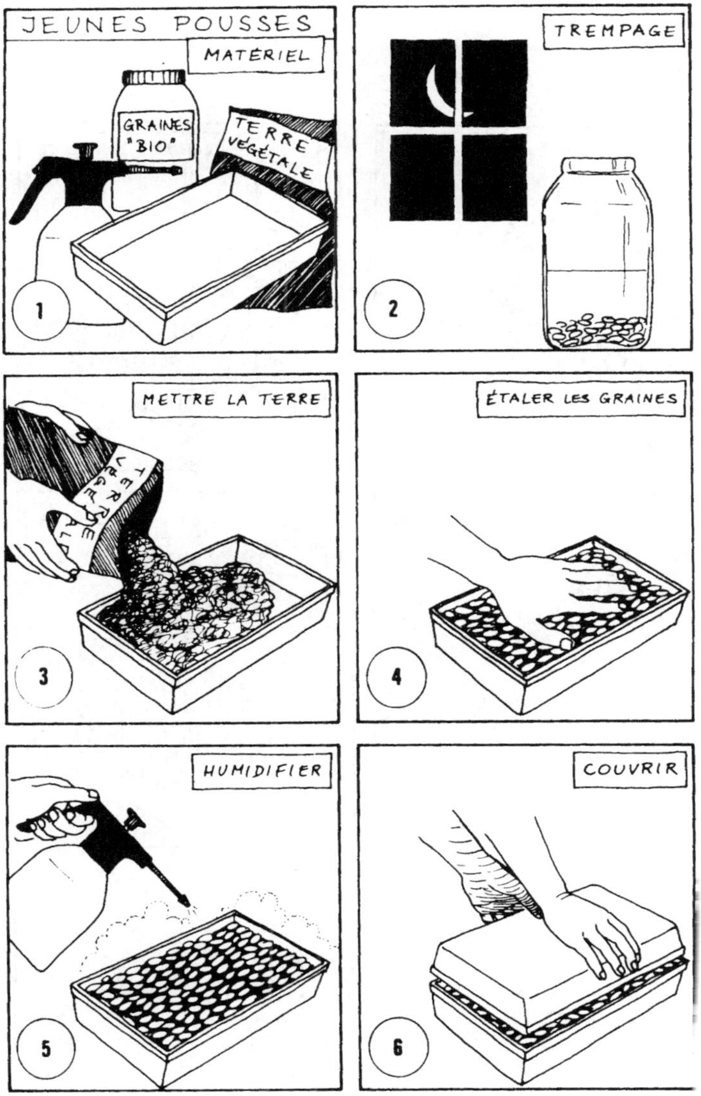
JEUNES POUSSES
MATÉRIEL
GRAINES "BIO"
TERRE VÉGÉTALE
1
TREMPAGE
2
METTRE LA TERRE
TERRE VÉGÉTALE
3
ÉTALER LES GRAINES
4
HUMIDIFIER
5
COUVRIR
6

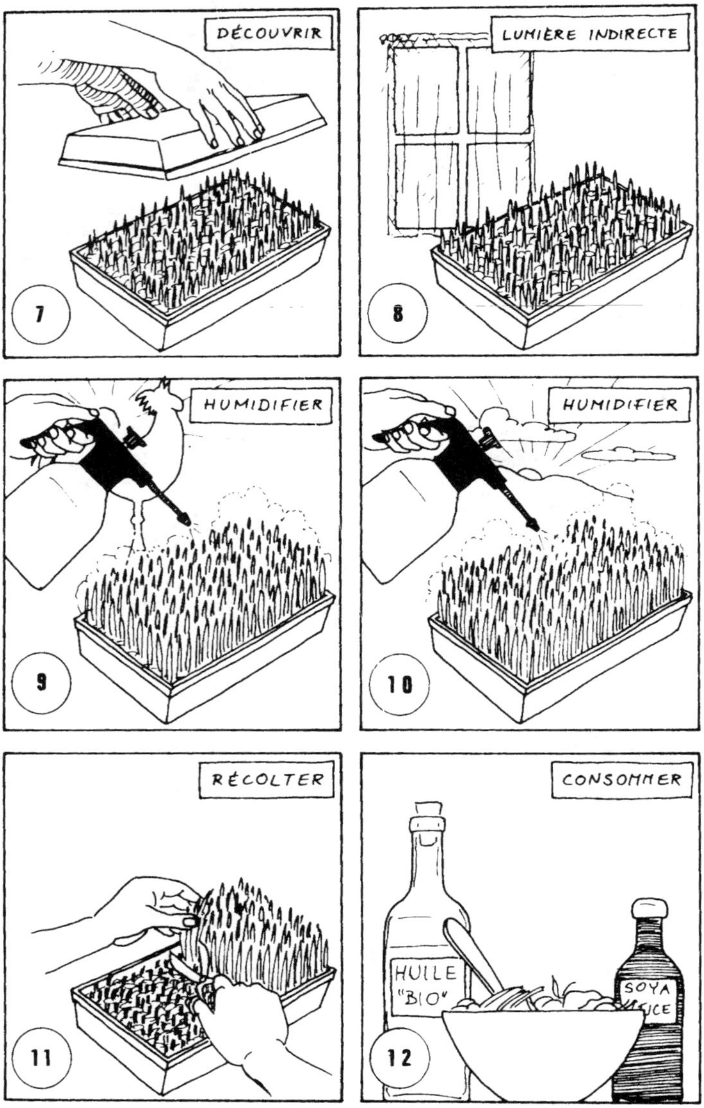
DÉCOUVRIR
7
LUMIÈRE INDIRECTE
8
HUMIDIFIER
9
HUMIDIFIER
10
RÉCOLTER
11
CONSOMMER
HUILE
"BIO"
SOYA
12

Le compost d'intérieur

Lorsque l'on a consommé les jeunes pousses, il reste un plateau rempli de terre et de racines enchevêtrées ; plutôt que de le jeter, on peut l'utiliser pour faire du compost. Il n'est pas indispensable de disposer d'un jardin pour cela, on peut recycler ses déchets de plateaux et de crudités à l'intérieur même d'un appartement. On prendra une poubelle en plastique de 25 à 50 litres (ou plusieurs selon la quantité de déchets à recycler), on en percera le fond et les côtés de plusieurs petits trous de 1 centimètre de diamètre, régulièrement répartis, pour permettre une bonne aération du contenu (les micro-organismes qui digèrent les déchets ont besoin d'oxygène pour effectuer leur tâche !). Poser la poubelle sur deux carrelets de bois (pour l'aération par le fond) reposant sur une feuille de plastique, ou un plateau, pour parer à un éventuel écoulement de liquide. Mettre une couche de terre ou de terreau organique au fond du récipient et y ajouter 4 à 5 vers de terre (précieux auxiliaires du compostage qu'on peut acheter dans des magasins d'articles de pêche). Faire ensuite une couche composée de fonds de plateaux (déchirés pour en accélérer la décomposition) puis une couche de déchets de fruits ou de légumes crus. Recouvrir d'une nouvelle couche de terreau, puis de fonds de plateaux et de déchets crus, et ainsi de suite jusqu'à ce que la poubelle soit pleine. Arroser si nécessaire (le compost doit rester humide, sans être mouillé). Après une semaine, aérer le compost en y perçant des trous verticaux à l'aide d'un manche en bois. Au bout de trois à quatre mois, le contenu sera transformé en un excellent compost plein de vitalité, pouvant être utilisé pour le remplissage des plateaux, en mélange avec de la terre végétale.

Certaines plantes ont la propriété d'aider le compostage, les principales sont l'ortie (Urtica dioica) et la grande consoude (Symphytum officinalis). Quelques poignées de feuilles d'ortie ou de consoude ajoutées au contenu de la poubelle accroîtront la vitesse du compostage et la qualité du produit final. Des activateurs de compostage sont disponibles dans le commerce, on choisira ceux qui sont 100 % organiques (poudre de fougères, poudre d'algues).

On peut faire son compost sur le balcon (pour autant que la poubelle soit abritée des extrêmes de chaleur et de froid par quelques couvertures ou un bâti de bois recouvert d'isolant) ou dans la cave.

La présence de quelques moucherons est inévitable. Par contre, s'ils sont présents en grand nombre, ou si une odeur désagréable se fait sentir, ce sont des signes d'asphyxie et de déséquilibre. Enfin, pour celui qui produit des jeunes pousses de façon continue, le compostage d'intérieur nécessite un roulement : il faut cinq poubelles de même taille, de façon à pouvoir les remplir en cinq semaines. Lorsque la première est pleine, on remplit la deuxième, et ainsi de suite jusqu'à la cinquième. A ce moment, le contenu de la première, remplie vingt semaines auparavant, est prêt à être utilisé pour le remplissage des plateaux, et lorsque la cinquième poubelle est pleine, la première devrait être vide, prête à être remplie par de nouveaux déchets... et le contenu de la deuxième prête à l'usage. On peut procéder ainsi pendant deux ans. A la fin de cette période, un renouvellement complet du compost assurera une vitalité maximum.

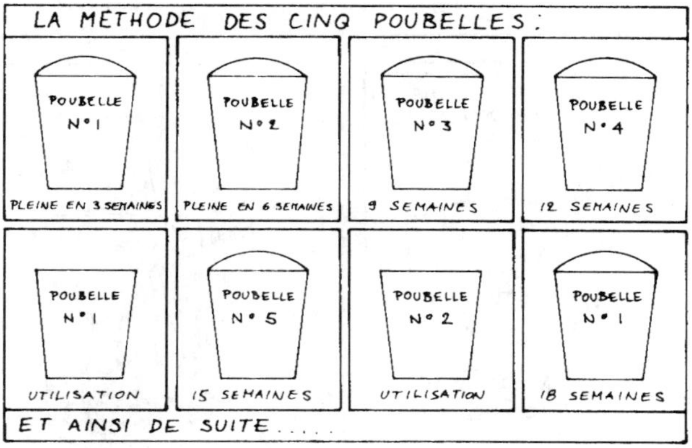

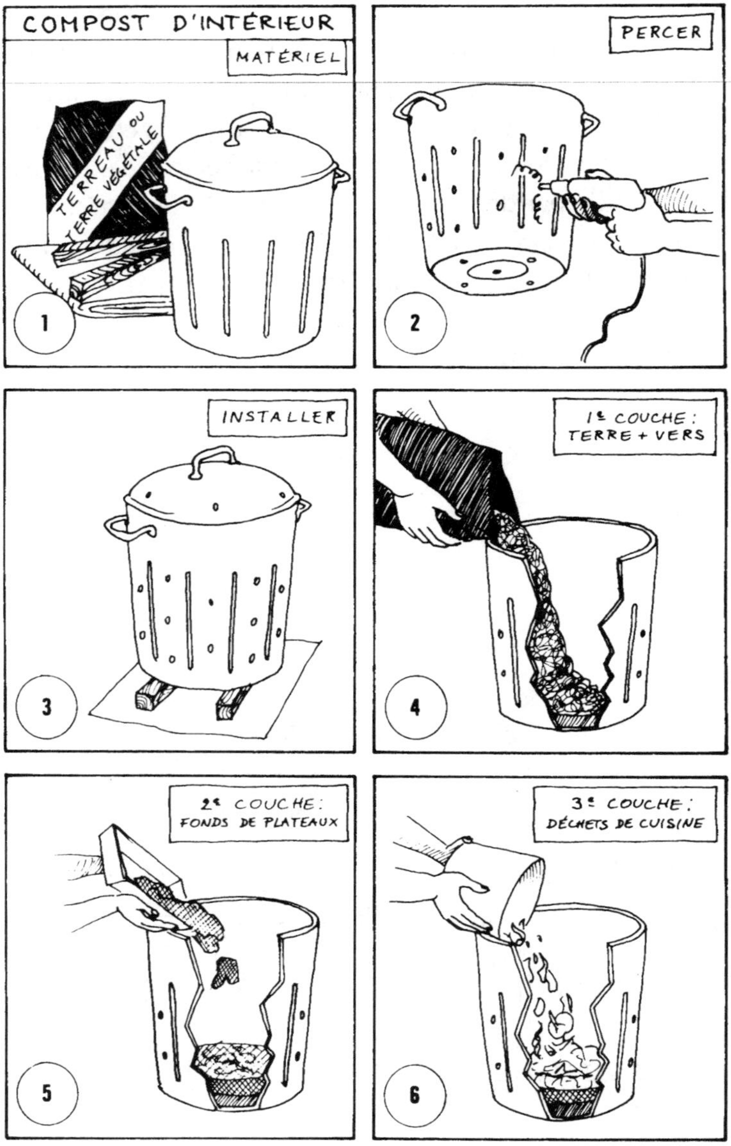
COMPOST D'INTÉRIEUR
MATÉRIEL
TERREAU OU TERRE VÉGÉTALE
1
PERCER
2
INSTALLER
3
1e COUCHE:
TERRE + VERS
4
2e COUCHE:
FONDS DE PLATEAUX
5
3e COUCHE:
DÉCHETS DE CUISINE
6

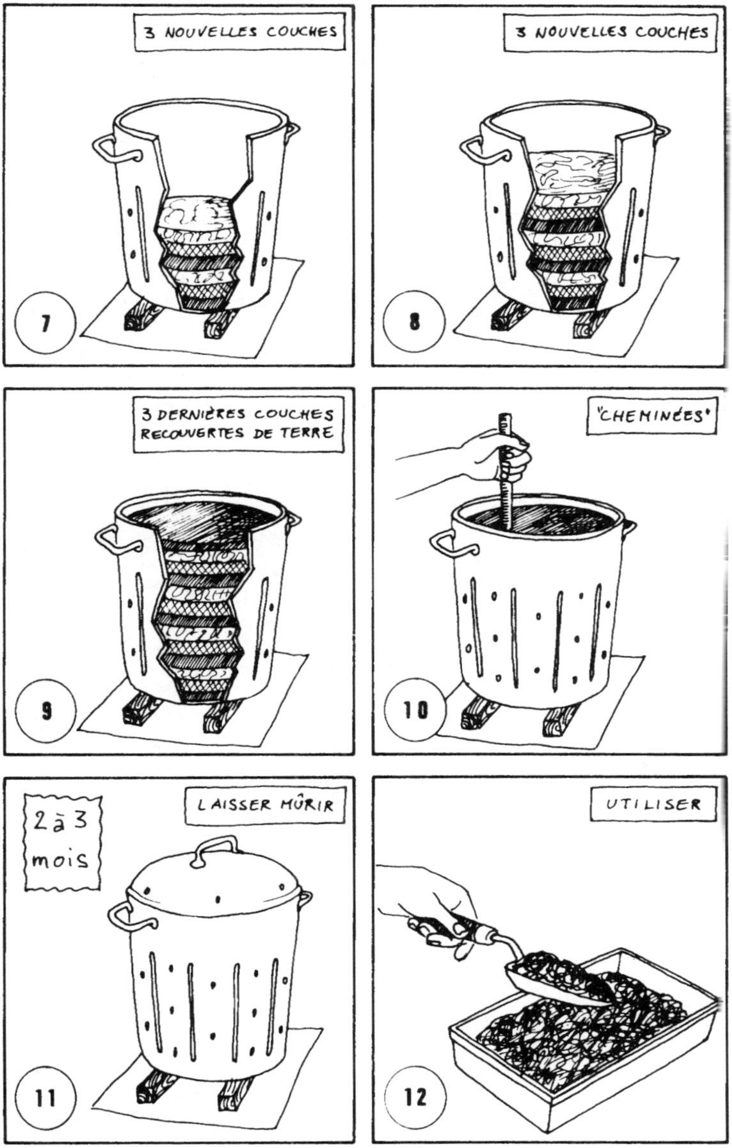
3 NOUVELLES COUCHES
7
3 NOUVELLES COUCHES
8
3 DERNIÈRES COUCHES
RECOUVERTES DE TERRE
9
"CHEMINÉES"
10
2 à 3
mois
LAISSER MÛRIR
11
UTILISER
12

Culture sans terre (culture hydroponique)

Pour pratiquer la culture sans terre, achetez un bac vendu avec une grille et un couvercle. Remplissez le bac avec de l'eau à température du corps jusqu'au niveau indiqué, c'est-à-dire, en général, un centimètre au dessous de la grille. Vous placez ensuite sur la grille les graines trempées en une couche unique. Dans cette technique, les graines ne sont pas en contact direct de l'eau. On laisse le bac recouvert par un plateau pendant trois jours avant de laisser les jeunes pousses être touchées par la lumière. Rajoutez simplement de l'eau pour que l'humidité soit constante. Vaporisez de temps en temps les plantes par le dessus.

Après la cueillette des jeunes pousses, que vous pratiquerez avec les ciseaux, nettoyez la grille et le bac pour pouvoir les réutiliser. Cette façon de faire permet d'éviter de transporter de la terre dans sa cuisine. Elle offre l'inconvénient de ne pas donner au préparateur le contact avec la terre, contact qui nourrit notre âme de jardinier !

La qualité biologique des plantes qui poussent sur des bacs contenant de la terre ou sur des bacs avec de l'eau est pratiquement identique.

On peut aussi utiliser ces bacs avec de l'eau pour obtenir des graines germées de soja vert. On respectera les conseils suivants :

- Trempage des graines de douze à vingt quatre heures
- Les étaler sur le grillage
- Les couvrir avec un linge éponge humide. Le poids de ce linge éponge va permettre aux pousses de grandir dans leur verticalité. En outre, le linge éponge maintiendra l'obscurité nécessaire pour que les jeunes plantules ne se chargent pas de chlorophylle. Le goût est ainsi plus fin. Il est à remarquer que, dans le cas en particulier du soja, on mange aussi les racines ce qui n'est pas le cas avec les autres jeunes pousses. On obtiendra ainsi très facilement les jeunes pousses de soja identiques à celles que l'on trouve dans le commerce.

Culture de diverses jeunes pousses

Tournesol :

Dans le cas du tournesol, pour obtenir des jeunes pousses, il s'agit d'utiliser des graines non décortiquées, contrairement à celles qu'on utilise pour obtenir des graines germées. Le tournesol trempé est ensuite placé sur un plateau de terre où il aura besoin de quatre à cinq jours d'obscurité. Après ce temps, le plateau sera placé à la lumière. Il sera prêt à la consommation après huit à neuf jours. A ce moment là, il faudra enlever une à une les petites coques noires qui restent au sommet des jeunes pousses.

Sarrasin :

Dans ce cas également, on utilise des graines non décortiquées. Le sarrasin nécessitera quatre jours d'obscurité puis trois à quatre jours de lumière.

Le cresson :

Il n'y a pas besoin de trempage des graines. On les met directement sur la terre et, après deux ou trois jours d'obscurité, on les place à la lumière. Elles seront prêtes à être mangées le cinquième ou le sixième jour.

La moutarde :

Comme le cresson, les graines de moutarde se passent de trempage. Elles grandissent de façon irrégulière, en prenant un peu plus de temps que le cresson : trois à quatre jours d'obscurité, puis quatre à cinq jours de lumière.

Le blé :

Après le trempage, les graines de blé seront réparties en une couche régulière et, après trois jours d'obscurité, elles auront besoin de trois à six jours de lumière. Le blé a une grande vitalité et supporte aussi bien le manque que l'excès d'eau. Comme nous l'avons dit pour les graines germées, il est utile de choisir plutôt des variétés anciennes ou rustiques (épeautre ou blé kamut par exemple) qui ont plus de dynamisme que les hybrides modernes.

Lentilles :

Après le trempage, trois à quatre jours d'obscurité, trois à quatre jours de lumière.

Le fenugrec :

Trois jours d'obscurité et trois à quatre jours de lumière.

JEUNES POUSSES : TABLEAU RÉCAPITULATIF

NOM DE LA GRAINE	ASPECT À SEC	ASPECT POUSSE	GOÛT	TEMPS OMBRE	TEMPS LUMIÈRE	REMARQUES
TOURNESOL	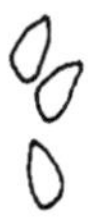	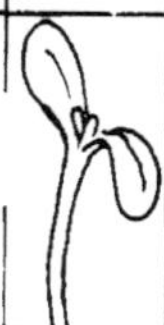	CROQUANT ET SAVOUREUX	4-5 j	3-5 j	GRAINES NON DÉCORTIQUÉES; PRÉFERRER LES NOIRES. TÉGUMENTS NON COMESTIBLES. ARROSAGES FRÉQUENTS.
SARRASIN	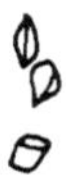	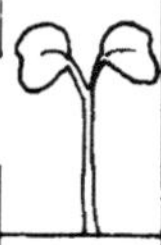	DÉLICAT	3-4 j	4-5 j.	GRAINES NON DÉCORTIQUÉES; NE PAS CONSOMMER LES TÉGUMENTS. TIGES FRAGILES.
CRESSON	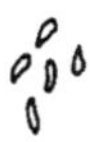	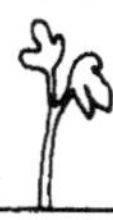	FORT	2-3 j.	3-4 j.	PAS DE TREMPAGE PRÉALABLE DES GRAINES. ARROSAGE PRUDENT.
MOUTARDE	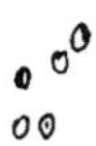	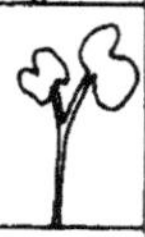	PIQUANT	3-4 j.	4-5 j.	PAS DE TREMPAGE PRÉALABLE DES GRAINES. ARROSAGE MODÉRÉ.
BLÉ	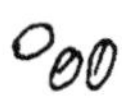	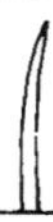	LÉGÈREMENT HERBEUX	3 j.	6-10 j.	CONSOMMER FINEMENT HACHÉ, OU SOUS FORME DE JUS.
LENTILLE	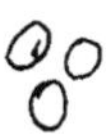	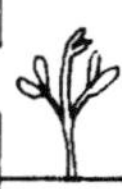	LÉGÈREMENT ACIDULÉ	3-4 j.	4 j.	ARROSER RÉGULIÈREMENT; CULTURE PLUS DÉLICATE.
FENUGREC	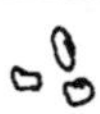	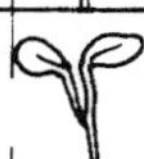	LÉGÈREMENT PIQUANT	3 j.	3-4 j.	POUSSE TRÈS FACILEMENT. ARROSAGE MODÉRÉ.

Arrosage et attitude du jardinier

Pour toutes ces jeunes pousses, l'arrosage biquotidien, effectué avec le vaporisateur ou un arrosoir à pomme libérant de toute petites gouttes est un moment important. Il s'agit de veiller à ce que les jeunes pousses n'aient ni trop ni trop peu d'eau. Chaque espèce à des besoins d'eau différents et c'est l'observation de la terre et de la vitalité des jeunes pousses qui vont guider le jardinier. En fait, les jeunes pousses sont comme de petits enfants. Elles débordent de vitalité et d'exubérance et signalent leur état de santé par leur aspect. Si le jardinier est réceptif à leurs messages non verbaux, il saura facilement si elles ont besoin de plus ou de moins d'eau On peut très bien communiquer avec les plantes. En se reliant à elles par le cœur, chacun peut apprendre à sentir leurs besoins et à recevoir leur énergie. Des études scientifiques ont montré que toutes les plantes, même lorsqu'elles sont encore à l'état de graines germées ou de jeunes pousses, ont déjà une sensibilité non seulement physique mais aussi émotionnelle. Cela signifie qu'elles sont extrêmement réceptives à l'attitude de celui qui s'occupe d'elles. Si l'on s'approche de ces jeunes pousses avec un cœur ouvert, une attitude de reconnaissance envers vie, voire même en leur chantant une chanson, elles pousseront beaucoup mieux parce qu'elles se sentiront appréciées et valorisées. Un ethnobotaniste, qui visitait la tribu des indiens Hopis, aux USA, découvrit un jours un champ de maïs magnifique, et ce malgré la sécheresse. Voici son récit : "J'entendis un chant mélodieux et devinais que c'était la voix douce et puissante d'un vieillard. Mais où était-il donc ? J'attendis encore quelques minutes, en écoutant ce champ de maïs qui chantait. Et puis soudain, hors des tiges vertes du maïs, émergea une tête blanche qui se mouvait lentement sans cesser de chanter. Je pris tout à coup conscience de ce que mes yeux voyaient. Ce champ de maïs en plein milieu de l'été était magnifique et luxuriant. Pourtant le sol était sec et parcheminé à la suite de la longue sécheresse. Cependant le maïs ne montrait que peu de signes de flétrissement au contraire de la plupart des autres champs que j'avais observé tout autour du village. Les plaintes que j'avais entendues de la part des fermiers qui vivaient plus loin m'avaient laissé penser que tout le maïs dépérissait de soif. Pourtant ce champ semblait tout juste avoir été baigné par la pluie." Lorsqu'il demanda au sage du village l'explication de ce miracle, celui-ci lui répondit que le jardinier de ce champ connaissait les vieux chants qui rafraîchissent ses "enfants maïs". Il ajouta : "il récite correctement ses prières pendant le semi et, ce qui est le plus important de tout, il sait qu'il ne faut pas se faire de souci, car l'angoisse nuit aux plantes tout autant que la sécheresse.

Plutôt que d'angoisser, ce qui rendrait ses enfants nerveux, il va vers eux dans la chaleur du jour et il leur chante les vieux chants qui sont, pour ses enfants, source de courage". Ce magnifique récit peut encourager chacun, lorsqu'il vient s'occuper de son jardin d'intérieur, à être attentif à son attitude psychique. Avant de s'approcher de ses plantes, il vaut la peine de se dépolluer de ses émotions négatives en prenant un instant pour faire des exercices de défoulement émotionnel, pour lâcher sa colère, ses tristesses ou ses frustrations. (Par exemple : faire des grimaces et des sons en secouant tous ses membres ou danser en chantant et en criant, comme cela est décrit dans « Rire pour Gai-Rire, Dr Christian Tal Schaller, Éditions Vivez Soleil) Une attitude de paix intérieure est alors possible. On peut ensuite, pour se relier à la sagesse universelle, pratiquer un exercice de méditation ou lire quelques lignes d'inspiration spirituelle, comme celles-ci, écrites par le Dalaï Lama : "Le bonheur est un état d'esprit ou de l'être, une sorte d'énergie qui peut aider chacun d'entre nous à dépasser nos défaites et à transformer nos peines. Sa racine même est l'amour, un sentiment d'être attentionné, concerné, non comme un remède occasionnel ou une idée philosophique, mais bien comme un lien avec la planète vingt quatre heures sur vingt quatre. Bien que le monde ne puisse être changé en une seule nuit, en apportant autant d'attention à notre développement intérieur qu'aux circonstances extérieures, nous pouvons établir les fondations du bonheur, pour nous même et les autres." N'hésitez pas à établir votre propre collection de pensées positives ou phrases de sagesse en relevant celles qui vous plaisent au fil de vos lectures ou rencontres.

Apprendre à faire pousser les jeunes pousses nous procure l'occasion d'un moment de contact puissant avec les merveilles de la nature. Le jardinage intérieur a l'immense avantage qu'il peut être pratiqué par des petits enfants et aussi par des personnes âgées, en toutes saisons. Il permet ainsi à tous de cesser d'être des consommateurs passifs pour devenir des producteurs actifs de leurs aliments et des jardiniers émerveillés de leur récolte ! La pratique du jardinage intérieur peut transformer la vie de personnes âgées qui, au contact des jeunes pousses, retrouvent leur enthousiasme d'enfant et, en consommant la production de leur jardin, aident leur corps à retrouver sa vitalité d'antan. (Pour mieux comprendre toutes les possibilités spirituelles du jardin d'intérieur, référez-vous à "La Vie Biogénique" d'Edmond Bordeaux Székély (Éditions Vivez Soleil).

Graines germées et enfants

Le nouveau-né trouve, dans le lait de sa mère, tout ce qu'il a besoin pour vivre et grandir. Pendant de longs mois, il va se régaler de cet aliment parfait, qui contient toutes les substances biologiques vivantes utiles à sa croissance. Mais si, pour une raison ou pour une autre, la mère n'a pas de lait, que faire ? La plupart du temps, dans les pays occidentaux, les parents se tournent vers les laits en poudre du commerce, qui sont fabriqués à partir de lait de vache. Il y a quelques décennies, l'industrie du lait en poudre était persuadée que le lait qu'elle produisait était aussi bon que celui des mères. Des publicités colorées s'inscrivaient sur de grandes affiches, dans les pays occidentaux et dans les pays du tiers-monde, pour inciter les femmes à faire davantage confiance à l'industrie du lait en poudre qu'à la nature. Mais, au fil des années, on s'est rendu compte que le lait de vache était bien adapté aux veaux... mais pas du tout aux petits humains ! Très riche en graisses et en protéines, le lait de vache assure la croissance extrêmement rapide du veau mais ne convient pas du tout à celle du bébé humain.

Pour trouver une parade à ces vérités accablantes, les multinationales de l'alimentation ont inventé les laits "maternisés" ou "humanisés". Sous ces mots très élégants se cache en fait un tour de passe passe. En dégraissant quelque peu le lait de vache, on l'a présenté aux femmes comme un aliment tout à fait acceptable pour leur bébé. Pourtant, quelles que soient les astuces de marketing utilisées, les laits en poudre du commerce n'auront jamais les qualités du lait maternel. De plus, ils sont, pour être conservés, pasteurisés (c'est-à-dire chauffés à haute température) et manipulés chimiquement en sorte que leur teneur en enzymes et en substances biologiques actives est très faible. Un très grand nombre de maladies du nourrisson, de l'eczéma à l'asthme en passant par les mille et une maladies infectieuses, correspondent aux efforts que le bébé fait pour éliminer les éléments du lait de vache qui ne lui conviennent pas !

En cas d'absence ou d'insuffisance du lait maternel, l'idéal est de se tourner vers la nature, de faire germer des graines puis de les passer au mixer en ajoutant de l'eau pour obtenir une consistance laiteuse. On disposera alors d'un lait végétal riche en enzymes, en vitamines, en hormones végétales et en ces milliers de substances vivantes dont la science ne connaît encore qu'une très petite partie. Parmi ces laits végétaux, le tournesol est, dans les pays occidentaux, l'une des vedettes les plus appréciées. Les biberons de lait de tournesol assurent une vitalité remarquable au bébé et permettent, avec une grande facilité, d'assurer la guérison des enfants malades d'intoxication aux protéines et aux graisses du lait de vache.

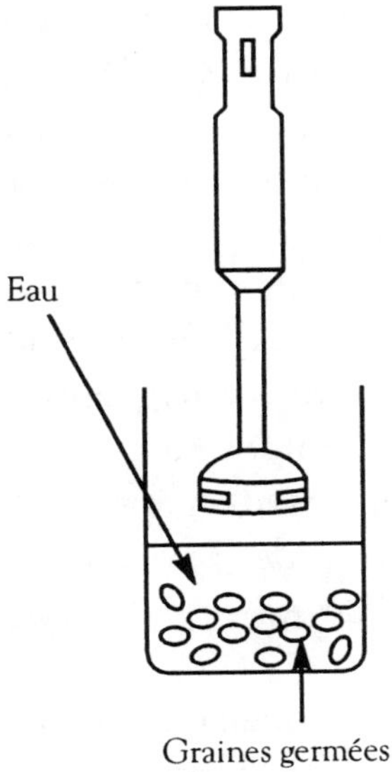

MIXER

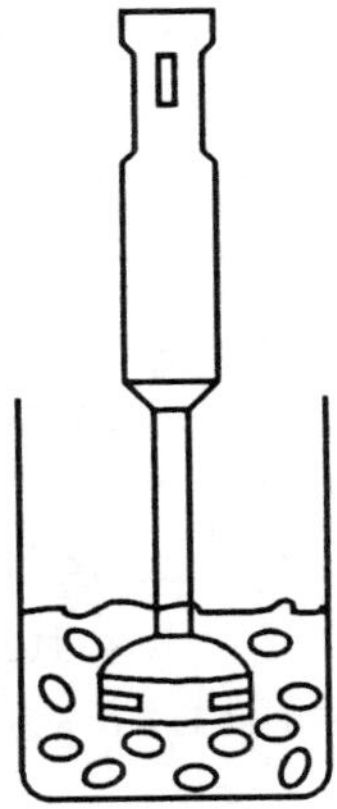

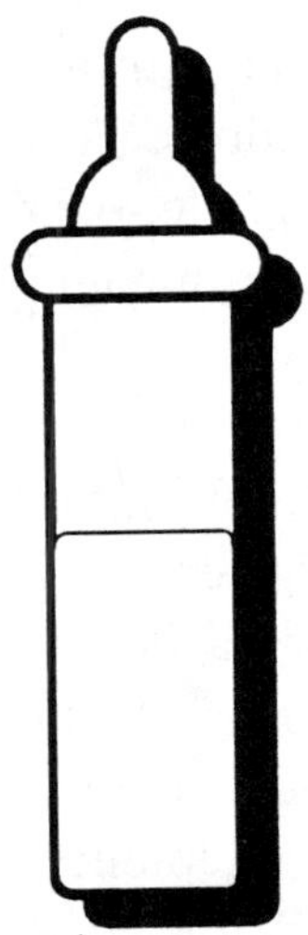

CONSOMMER

Quand l'enfant sera plus grand, on introduira peu à peu dans son alimentation des aliments crus et, bien sûr, des graines germées. Si les aliments vivants continuent à former la majeure partie de l'alimentation de l'enfant, on aura le plaisir de le voir grandir sans être malade, disposant d'un entrain et d'une créativité qui feront le bonheur de ses proches et l'on évitera, pour le plus grand plaisir de tous, les otites, bronchites, amygdalites, rhinites, trachéites, gastrites, gastro-entérites, cystites, allergies et toutes ces autres maladies d'enfance qui mettent les nerfs des parents à rude épreuve et transforment souvent la vie familiale en un véritable cauchemar.

Vous m'objecterez peut-être que, lorsque l'enfant va à l'école, il n'est pas possible de le nourrir constamment avec des aliments vivants. Bien sûr. Mais si vous avez procuré à votre enfant quatre ou cinq années d'alimentation végétale, il aura eu le temps de se construire une immunité à toute épreuve qui lui permettra d'affronter la vie sociale avec un capital-santé impeccable, lui assurant une grande facilité d'adaptation sur tous les plans. Un livre très connu concernant l'éducation des enfants s'appelle : "Tout se joue avant six ans" de Dodson (Éditions Laffont). C'est vrai sur le plan psychologique, c'est également vrai sur le plan physique. Plus l'enfant, au début de sa croissance, est nourri d'amour et d'aliments sains, plus il pourra ensuite faire face avec souplesse aux inévitables agressions de la vie sociale. Inversement, l'enfant qui ingurgite des laits dévitalisés, tout en étant bombardé par de multiples vaccins et des cures répétées d'antibiotiques, puis nourri avec les fameux petits pots du commerce, qui sont constitués essentiellement d'aliments carencés en substances énergétiques et conditionnés avec des édulcorants, des émulsifiants et autres ingrédients chimiques, risque de voir sa santé péricliter.

Pourtant, chers parents, ne perdez pas votre temps à faire des procès aux géants de l'alimentation en les traitant d'assassins. Même si vous avez, sur le fond, raison, vous perdrez vos procès car les experts que nommeront les tribunaux seront les mêmes spécialistes de la diététique qui siègent dans les conseils d'administration de l'industrie agro-alimentaire ! Que voulez-vous, la diététique quantitative correspond à un monopole absolu, une véritable dictature qui est d'autant plus puissante qu'elle passe totalement inaperçue aux yeux du grand public. La plupart des gens ne peuvent tout simplement pas imaginer que, depuis le début du vingtième siècle, leurs enfants ont été peu à peu colonisés par des industries qui sont devenues tellement prospères qu'elles contrôlent les milieux médicaux et politiques d'une manière remarquablement efficace. Plutôt que d'entamer une lutte de pot de terre contre le pot de fer, il est préférable tout simplement de ne plus acheter les boîtes de conserves et petits pots de l'industrie mais de vous tourner vers les merveilleux aliments que la Mère Terrestre vous offre, en ayant une attitude de gratitude pour la générosité dont elle fait preuve.

Vous pourrez ainsi avoir le plaisir d'avoir des enfants en pleine forme tout en étant tolérants envers ceux qui, par ignorance et par conformisme, font l'expérience, avec leurs enfants, des souffrances et des maladies causées par les aliments dénaturés.

Nous ne vivons pas encore dans un monde en paix. Outre la guerre avec bombes, tanks et mines, il y a aussi cette guerre économique qui pousse les industriels à sacrifier la qualité des produits qu'ils vendent pour nourrir cet ogre insatiable qui s'appelle le Dieu-profit. Comme parents il n'est pas possible, si l'on veut donner à ses enfants une bonne santé et des conditions leur permettant de s'épanouir, de se laisser endormir par les messages hypnotiques de la publicité et les propos rassurants des experts. A l'heure actuelle, il ne suffit pas d'être parents, il faut devenir des parents conscients.

Lorsque votre enfant grandira, vous ne pourrez pas l'empêcher de goûter les mets industriels à l'école ou chez ses camarades. Inutile d'en faire un drame et de le terroriser en lui interdisant tout ce qui peut menacer sa santé. Cela ferait de lui un paria et l'alimentation, au lieu de devenir une source de plaisir, deviendrait une guerre familiale pénible. Mieux vaut offrir à l'enfant à la maison beaucoup d'aliments vivants afin que les mets qu'il consomme à l'extérieur restent en minorité. Lorsque l'enfant présentera des symptômes ou des douleurs après avoir mangé trop d'aliments dénaturés, vous pourrez l'aider à prendre conscience du rapport entre ce qu'il a consommé et son état de mal être. Ainsi, peu à peu, il apprendra à éviter de lui-même l'excès d'aliments dévitalisés non pas parce que ses parents le lui interdisent mais parce qu'il aura découvert, par ses expériences personnelles, ce qui lui convient et ce qui ne lui convient pas.

En matière d'éducation, la culpabilité est un poison encore plus néfaste que tous les additifs chimiques industriels ! Autrement dit, quoi que vos enfants fassent, ne les culpabilisez jamais, mais soutenez-les, dans un dialogue amical et sans jugement, pour que leur conscience nutritionnelle s'accroisse au fil des années.

Les graines germées et les jeunes pousses représentent, sur le plan pédagogique, un moyen extraordinaire, pour montrer à l'enfant les grandes lois de la vie. Graines germées et jeunes pousses ne sont pas seulement des aliments mais aussi des professeurs de vie, des enseignants d'harmonie. Quelle joie, pour des enfants, de pouvoir, en pratiquant la germination et la culture de jeunes pousses, observer rapidement le fruit de leurs efforts de jardinier ! En quelques jours, ils peuvent voir la croissance des plantes qu'ils cultivent et apprendre à produire eux-mêmes leurs aliments. Pour vous aider à bien nourrir et élever vos enfants, lisez "Votre enfant et l'alimentation" du docteur F. Berthoud - Cahier Santé Soleil (diffusé par les Éditions Vivez Soleil) et « Chaque enfant est un soleil » du docteur Christian Tal Schaller (Éditions Vivez Soleil).

Graines germées et longévité

De plus en plus de gens découvrent que les idées reçues sur la vieillesse sont fausses et qu'il est possible d'apprendre à "bien vieillir", ce qui signifie, en fait, ne pas vieillir mais maintenir son corps en état de jeunesse permanente. Pourquoi souffrir et passer son temps de retraite à regretter le passé tout en absorbant des médicaments pour calmer ses douleurs en se résignant parce que "les docteurs m'ont dit qu'à mon âge il fallait vivre avec la maladie" ?

Non, vieillesse ne doit pas signifier décrépitude et les maux dont souffrent les personnes âgées peuvent être guéris. Évidemment, si l'on continue à vivre avec les habitudes qui nous ont rendu malades, nul espoir ne peut apparaître à l'horizon ! Mais si l'on ose faire l'expérience de transformations progressives de son mode de vie, alors vitalité et enthousiasme réapparaissent, santé et jeunesse reviennent enchanter le quotidien.

De nombreuses études avec des animaux ont montré la valeur, pour vivre sans maladie jusqu'à un âge avancé, des graines germées et des jeunes pousses et l'observation du mode de vie des peuples où abondent les centenaires donne les mêmes résultats. Pourquoi ces études ne sont-elles pas connues du public des pays occidentaux ? Tout simplement parce que la pression publicitaire des géants de l'industrie alimentaire s'exerce en permanence sur les médias et les consommateurs pour inciter à acheter des produits manufacturés. Les graines germées rendent ceux qui les connaissent indépendants et en bonne santé. Elles représentent donc une menace pour les intérêts de l'industrie alimentaire et pharmaceutique, dont les énormes profits financiers cesseront dès que l'ignorance des populations en matière de nutrition prendra fin.

Vous pouvez contribuer à propager des informations positives. La prochaine fois que vous irez rendre visite à votre grand-mère, parlez-lui des graines germées et montrez-lui comment les cultiver. Vous lui donnerez ainsi un instrument puissant pour se prendre en main, cesser d'être une assistée de la société et entrer dans ce que nos amis québécois appellent "l'âge d'or" (joli nom pour le troisième âge !). Grâce aux graines germées des milliers de personnes âgées ont retrouvé le dynamisme de leur vingt ans et sont devenues des enseignants de santé qui expliquent à leurs enfants et petits enfants les principes de la vie saine !

La Spiruline :

Outre les graines germées, il existe un autre super-aliment qui permet de garder son corps en bon état de marche à tout âge : la spiruline. Elle est l'une des grandes découvertes du vingtième siècle. On devrait plutôt parler de redécouverte puisque cette petite algue qui pousse à grande vitesse dans des bassins d'eau douce était déjà connue par les anciens Mayas qui en avaient fait l'élément fondamental de leur alimentation. L'histoire de la spiruline au vingtième siècle est liée à celle d'un personnage tout à fait fascinant, Christopher Hill. Cet américain se passionna tout d'abord pour la recherche spirituelle et l'étude des états modifiés de conscience. Il écrivit de nombreux livres et devint le "gourou" d'une grande organisation, l'Université des Arbres, qui donnait des cours à des milliers de personnes passionnées par la connaissance de soi même. Le prestige intellectuel et la notoriété dont jouissaient Christopher Hill auraient pu suffire à remplir sa vie. Mais un jour il décida de cesser d'être enseignant, abandonna ses disciples en leur disant qu'il était temps pour eux de devenir leur propre maître, se retira dans sa maison située en Californie, au milieu de séquoias géants. Il consacra son temps à la méditation et à la réflexion. Sa grande compassion lui faisait ressentir la souffrance des gens qui, sur la planète Terre, meurent de faim et celle de ceux qui, sur la même planète, meurent de maladies de civilisation parce qu'ils mangent trop. Peu à peu ses recherches l'amenèrent à s'apercevoir que la spiruline, cette petite algue dont personne ne s'occupait à l'époque offrait une solution extraordinaire aux problèmes nutritionnels de notre temps. Facile à "cultiver", puisqu'elle pousse toute seule dès qu'il y a un peu d'eau et de soleil, la spiruline représente l'un des aliments les plus fabuleux qui existent sur terre. Il n'y a pratiquement que les graines germées qui puissent rivaliser avec elle et monter sur le podium des aliments champions de vitalité et de santé. La spiruline contient tous les acides aminés dont le corps a besoin, ainsi que des vitamines et des enzymes en abondance et toute une série de substances biologiques vivantes indispensables au bon fonctionnement de l'organisme et du psychisme humain. Pendant des années, Christopher Hill voyagea à travers le monde, fouilla dans les archives de l'histoire pour voir comment les anciens avaient utilisé cette spiruline, rencontra des savants et fit des recherches non seulement dans des laboratoires mais aussi en lui-même, dans la tradition des grands chercheurs du passé qui, au lieu de massacrer des animaux pour étudier des médicaments, comme on le fait aujourd'hui avec la vivisection, ont utilisé leur propre corps comme laboratoire et ainsi obtenir des renseignements précieux. N'oublions pas que tous les herboristes et homme-médecines du passé essayaient d'abord sur eux-mêmes les substances qu'ils allaient donner ensuite à leurs malades. Le fondateur de l'homéopathie, Samuel Hahnemann et ceux qui suivirent son enseignement s'intoxiquèrent volontairement pour observer les effets des produits végétaux et minéraux qu'ils ingurgitaient. Il y a, dans cette façon de procéder, une grande noblesse. Si, lorsqu'un médecin prescrit à un patient un médicament, celui-ci répondait : "mais docteur, avez-vous vous-mêmes déjà fait l'expérience de consommer ce médicament ?" le monde changerait plus vite ! Christopher Hill découvrit qu'en ne mangeant que de la spiruline pendant des semaines et même des mois, non seulement son corps physique jouissait d'une vitalité extraordinaire, mais son psychisme fonctionnait avec une puissance remarquable. Son enthousiasme convainquit d'autres chercheurs d'expérimenter cet aliment-miracle et, peu à peu, toute une série de travaux vint montrer l'immense intérêt de la spiruline pour l'alimentation humaine. L'étape suivante fut, pour Christopher, de se lancer dans la fabrication de spiruline à grande échelle et de la proposer aux habitants des États-Unis comme supplément alimentaire capable de corriger les innombrables carences créées par les aliments dévitalisés qui remplissent les supermarchés. La spiruline connut un succès foudroyant et en quelques mois, Christopher Hill se trouva à la tête d'une grande entreprise de fabrication et de vente de spiruline. Il développa une compagnie originale, la "Light Force", où chaque consommateur de spiruline peut devenir à son tour vendeur et proposer à ses amis d'utiliser ce produit pendant un mois pour voir les effets qu'ils obtiennent sur leur santé. Comme les résultats sont la plupart du temps très positifs, les nouveaux acquéreurs deviennent vendeurs à leur tour, et en quelques années, la compagnie eu des millions d'acheteurs-distributeurs. Lorsque Christopher Hill publia un livre montrant les étonnants succès obtenus dans la thérapie de nombreuses maladies par la spiruline, il fut convoqué par la toute puissante "Food and Drug Administration" (F D A) et par l'Association des Médecins Américains qui lui firent comprendre que la spiruline était un aliment, pas un médicament, et qu'il était donc inadmissible, selon leur point de vue, de publier un livre montrant qu'un aliment pouvait avoir des effets thérapeutiques ! Ils lui interdirent de vendre son livre. Étrange monde occidental où un produit naturel n'a pas le droit d'être utilisé comme médicament car cela pourrait faire ombrage à tous les médicaments chimiques qui, malgré les graves dangers qu'ils font peser sur la santé publique, sont seuls autorisés à être vendus au public !

Christopher Hill n'était pas un homme d'affaire ordinaire. Son but n'était pas simplement de s'enrichir mais de contribuer positivement à la marche de l'humanité vers la santé et l'épanouissement. C'est pourquoi il décida, dès le lancement de sa compagnie, de consacrer une partie des bénéfices à la distribution gratuite de spiruline pour les mals-nourris et les démunis. Des tonnes de cet aliment miracle furent données à des enfants d'écoles du tiers monde et à des prisonniers de pays défavorisés. Des unités de fabrication de spiruline furent créées dans des pays riches en soleil mais pauvres en argent. Tout cela déclencha beaucoup d'enthousiasme parce que la spiruline permettait aux habitants des pays riches de guérir d'une grande partie de leurs maux et aux habitants des pays pauvres de sortir de la famine d'une manière élégante et peu coûteuse. Des volontaires firent l'expérience de se nourrir seulement de spiruline pendant plusieurs mois voire même plusieurs années. Tous constatèrent que leur endurance physique était exceptionnelle et que leurs performances intellectuelles se développaient également. De nombreux sportifs de pointe adoptèrent la spiruline et accrurent leurs performances d'une manière spectaculaire.

Pour avoir remis en valeur l'importance de la spiruline (et les autres algues du même type comme la chlorelle ou les algues bleues) Christopher Hill est, sans aucun doute, l'une des figures de proue du vingtième siècle. Il a consacré sa vie à montrer qu'avec des moyens simples, tous les êtres humains pourraient vivre en parfaite santé, sans se croire obligés, pour se nourrir, de massacrer leurs frères animaux. Encouragé par les multiples succès de la spiruline, il décida d'apporter un véritable cheval de Troie dans le monde de la médecine scientifique moderne. Pour celle-ci, en effet, l'élément essentiel, pour combattre les maladies, est l'intervention médicale par la chirurgie, la radiothérapie et la chimiothérapie. La nutrition est encore considérée comme quelque chose de très accessoire. Christopher consacra un million de dollars à financer une étude faite dans ce qu'on appeler la "Mecque de la médecine moderne", l'école de médecine de Harvard, pour étudier l'effet de pigments caroténoïdiens tirés de la spiruline sur une tumeur expérimentale du cobaye. Les résultats prouvèrent, d'une manière scientifiquement irréprochable, que les animaux nourris avec ces supers aliments fabriquaient, avec leur système immunitaire, un facteur anti tumoral qui faisait disparaître les cellules cancéreuses en quelques semaines. C'est une découverte majeure, la preuve que, lorsque l'organisme reçoit les substances dont il a besoin, il est tout à fait capable de se guérir lui-même, sans avoir besoin ni de chimiothérapie, ni de chirurgie. Dans le monde médical, cette découverte fit l'effet d'une bombe. Les médecins holistiques, les naturopathes et les chiropraticiens s'écrièrent : "enfin nous avons la preuve de l'importance du facteur alimentaire dans le traitement des maladies !" D'un autre côté, le monde de l'industrie pharmaceutique et de la chirurgie ne pouvait rester les bras ballants. Des pressions s'exercèrent pour que cette étude ne soit pas publiée dans les grands journaux médicaux et beaucoup d'efforts et d'argent furent consacrés à limiter la circulation de cette information.

L'immense intérêt de la spiruline, et des autres algues du même type, est de raccourcir au maximum la chaîne alimentaire. On supprime tous les intermédiaires ! L'énergie solaire, qui est le fondement même de toute nutrition, est captée par les pigments chlorophylliens de ces algues unicellulaires et transformée en substances vivantes qui vont apporter au corps tout ce dont il a besoin. Alors que si l'on utilise les molécules vivantes fabriquées par les végétaux pour nourrir des animaux que l'on mange ensuite, on complique énormément l'alimentation et l'on créé un système irrationnel et générateur d'un gaspillage d'énergie inouï. Si l'on pense qu'un être humain peut parfaitement vivre avec de la spiruline ou des graines germées, le problème de l'alimentation de la planète Terre est résolu avec une extrême facilité ! Alors que si l'on croit que la seule alimentation valable est celle qui consiste à manger des hamburgers et des glaces au chocolat, on condamne la moitié des habitants de la planète à mourir de faim et l'autre moitié à mourir de maladies dues à la surcharge alimentaire.

La spiruline et les graines germées représentent les aliments les plus puissants qui soient sur le plan de la détoxication. On sait que les "problèmes de l'âge" et la plupart des maladies sont, avant tout, la conséquence d'un manque d'élimination des radicaux libres, appelés toxines par les naturopathes. En mangeant de la spiruline et des graines germées, il devient possible, pour tout être humain, de faire l'expérience d'un nettoyage en profondeur de l'organisme qui conduit infailliblement vers la santé. N'est-ce pas une information précieuse à connaître et à faire connaître autour de soi ?

Pour s'en convaincre, le plus efficace est de faire une cure, ne mangeant par exemple que de la spiruline et des graines germées (avec éventuellement quelques fruits en plus) pendant quelques jours et quelques semaines. Ce temps consacré à la santé permettra de dépolluer son corps et de retrouver, quel que soit son âge, une vitalité et une joie de vivre fort agréables à ressentir.

Vous pouvez aussi agrémenter votre cure de quelques jours de jeûne hydrique. Grâce aux graines germées et à la spiruline le préparation au jeûne et la réalimentation après le jeûne sont grandement facilitées. N'attendez pas d'être souffrant, malade ou retraité pour essayer !

J'aimerais terminer ce chapitre sur la longévité par une anecdote : je rencontrai un jour une dame de soixante-treize ans qui souffrait de multiples problèmes de santé. Quand elle m'affirma "c'est trop tard, à mon âge on ne peut plus rien faire !", je bondis en lui disant : "essayez donc de faire une cure de tournesol germé pendant quelques jours et nous verrons si ces étonnantes petites graines ne vont pas vous faire changer d'avis !" Elle se lança dans l'expérience avec une incrédulité qui se mua rapidement en enthousiasme lorsqu'elle vit ses maux et maladies diminuer rapidement.

Après quelques jours, voyant qu'elle commençait à revivre, elle continua... et au bout de quatre mois de tournesol germé, elle avait retrouvé la vitalité et la santé de ses vingt ans. Je l'encourageai à mettre par écrit ses découvertes pour qu'elle puissent inspirer d'autres personnes âgées à rajeunir et elle m'envoya ces lignes pleines de sagesse et de ferveur : "Prenez chaque soir quelques cuillerées de graines de tournesol décortiquées, rincez-les bien et mettez-les à tremper avec tendresse et confiance dans un joli vase en verre ou en cristal. Pas n'importe quel pot de marmelade ou de cornichons trouvés dans la cuisine ! La propreté, la beauté et surtout la confiance dont vous entourerez vous seront rendues au centuple. Ne dérangez pas, par votre doute ou votre indifférence, le merveilleux travail de la nature : cette osmose de la matière avec l'esprit. De la pousse d'herbe au mouvement des planètes, tout vit et évolue à la cadence d'un rythme parfaitement bien orchestré. Ces graines ne sont ni médicament ni aliment. Elles sont le cosmos tout entier, avec ses forces immuables et incompréhensibles pour nous qui traversent notre corps, le purifient et le vivifient.

Laissez donc tremper vos graines jusqu'au matin suivant. Ensuite ne les consommez pas n'importe où ni n'importe comment. Prenez votre temps ! Réveillez-vous une demi-heure plus tôt s'il le faut. Rincez vos graines très soigneusement jusqu'à ce que les petites peaux transparentes soient éliminées. Asseyez-vous confortablement dans un endroit d'où vous pouvez voir le ciel et les arbres, écoutez une musique que vous aimez et mâchez vos graines avec patience et reconnaissance.

Pour ressentir les bienfaits de cette cure, suivez-là régulièrement pendant un temps suffisant pour qu'elle fasse son effet. Donc patience et confiance. Les résultats ne se feront pas attendre longtemps. La vie devient plus simple, le travail plus intéressant, ceux qui nous entourent plus agréables et notre corps se révèle un ami qui est là pour nous aider à découvrir le sens et le plaisir de notre séjour ici-bas".

Graines germées et sexualité

Les organes génitaux et les zones érogènes du corps sont extrêmement importantes pour l'immunité. Une activité sexuelle naturelle, avec un partenaire avec lequel on puisse se sentir parfaitement en confiance, représente l'un des moyens les plus puissants d'augmenter la vitesse vibratoire des atomes du corps et de maintenir ainsi sa vitalité au niveau optimum.

Il est évident qu'une activité sexuelle débridée, avec des partenaires que l'on change sans cesse, ne peut être que le reflet d'une instabilité psychique néfaste au bon fonctionnement de notre organisme. Par contre, dans une relation d'échange stable, où chacun peut donner à l'autre l'espace nécessaire pour être lui-même et recevoir l'amour inconditionnel dont il a besoin, alors la sexualité correspond à une profonde stimulation de tous les mécanismes de santé du corps.

Un grand nombre des troubles de la sexualité masculine (impuissance, éjaculation précoce, stérilité, troubles prostatiques, etc.) sont dus à des phénomènes d'intoxication du corps. Il en va de même pour les troubles féminins (infections, vagininisme, stérilité, troubles du cycles menstruel, douleurs, ménopause, troubles hormonaux, etc.).

Lorsque trop d'années d'habitudes nocives se sont accumulées, la personne souffre de mille maux et notamment de problèmes sexuels. Prendre des excitants, des médicaments ou des hormones synthétiques n'apporte qu'une amélioration passagère et une aggravation de l'intoxication générale. C'est vraiment le moment de découvrir le pouvoir guérisseur des graines germées ! En faisant une cure de quelques jours ou de quelques semaines avec des graines germées, chacun peut, avec étonnement, découvrir que la vitalité sexuelle réapparait et que nombres de troubles disparaissent.

On peut associer à cette cure de graines germées la prise de quelques verres de sa propre urine chaque jour. Cette méthode de santé, appelée Amaroli, est connue depuis des millénaires, et permet une régénération rapide du corps. Associée aux graines germées, elle permet d'obtenir des résultats extraordinaires, notamment sur le plan sexuel. Contrairement aux idées reçues, l'urine n'est pas un déchet dangereux, mais du sang filtré, plein de substances utiles à la régénération du corps. En buvant son urine, on ne réabsorbe pas tout ce qu'elle contient car le corps choisit ce dont il a besoin et élimine le reste pour les selles.

Comme les graines germées et la spiruline, Amaroli est un très ancien "secret de Jouvence" qui permet de se délivrer des problèmes de l'âge et de garder sa vie sexuelle en parfait état de jeunesse (lire "Amaroli", aux Éditions Vivez Soleil).

Graines germées et marginaux

Pour les personnes mises à l'écart de la vie sociale par la maladie, le chômage, la prison ou les diverses formes d'exclusion qui sont l'une des plaies de la société moderne, les graines germées ouvrent une porte vers de passionnantes aventures. Au lieu de subir leur sort en victimes impuissantes, les personnes marginalisées peuvent, en apprenant les techniques de germination et le jardinage d'intérieur, résoudre d'un coup de nombreux problèmes.

En se nourrissant de leurs propres récoltes, elles voient leur santé se rétablir beaucoup plus vite qu'avec la prise de médicaments. Le faible coût des graines germées leur permet de diviser par 3 ou par 4 leur budget alimentaire et de supprimer leurs dépenses médicales. En développant leur bien-être elles stimulent leur créativité et trouvent ainsi plus facilement comment contribuer à la vie de la société d'une manière positive. Dans ce monde marqué par le stress, les maladies de civilisation, l'obésité, la déprime, le conformisme intellectuel, la répression émotionnelle et la perte du sens spirituel de l'existence, ceux qui se nourrissent d'aliments vivants développent une joie de vivre et un enthousiasme communicatifs. Quelles que soient les activités professionnelles qu'ils choisissent, ils vont les exercer avec plus de dynamisme et de succès que les personnes intoxiquées, alourdies par un mode de vie artificiel. En apprenant et en enseignant à d'autres une alimentation végétale, variée et vivante, ils s'ouvrent à une conscience d'eux-mêmes fondée non plus sur la peur et l'obéissance aux dogmes de la société, mais sur l'estime de soi, la confiance et l'écoute de sa voix intérieure, celle qui nous relie à notre âme et nous guide vers la plénitude. Délivrés d'un rôle d'assisté qui attend tout des autres, ils deviennent des êtres sains et heureux qui, tout à fait naturellement, vont partager avec autrui leur plaisir de vivre en harmonie.

J'ai reçu un jour d'un prisonnier la lettre suivante : "A l'âge de vingt-deux ans, je suis devenu toxicomane à l'héroïne et trafiquant de cette drogue, ce qui m'a amené en prison où je suis actuellement pour une peine de réclusion de huit ans. Lorsque j'ai été arrêté, je vivais dans un état de toxico-dépendance totale. Pendant les trois premières semaines de détention, je n'ai supporté la privation d'héroïne qu'en prenant les médicaments que l'on me donnait. Pendant cette période, je me sentais tellement mal que j'avais perdu jusqu'à la notion du temps. Cependant, mon éducation dans un milieu paysan hostile aux médicaments chimiques finit par me donner le courage d'essayer de me délivrer des pilules que l'on me donnait en abondance. Je les jetais dans les toilettes. J'appelais intérieurement au secours et je reçus, comme par miracle, un livre qui allait transformer ma vie et faire de mon séjour en prison une expérience positive. Ce livre c'est "La Vie Biogénique" d'Edmond Bordeaux-Székély (Éditions Vivez Soleil). L'enseignement essénien dont il parle montre comment faire régner, dans la vie de tous les jours, harmonie et santé. J'ai commencé par changer mes habitudes alimentaires. J'ai mis des graines à germer dans des bocaux de fortune. J'ai eu quelques problèmes au début pour pouvoir conserver les objets en verre en cellule, mais étant donné que l'on pouvait avoir des pots de Nescafé pleins, j'ai fini par faire accepter aux gardiens qu'il n'était pas plus dangereux de les garder vides ! C'est avec ces bocaux que je commençai à faire germer du tournesol, de la luzerne, du soja, des lentilles et d'autres céréales. Plus tard, j'ai reçu des bacs en plastique me permettant de cultiver de jeunes pousses.

Si l'alimentation est d'une importance capitale pour tout individu, en prison elle l'est plus encore car le prisonnier, privé de tout ce qui, au dehors, fait de lui une personne normale, a tendance à se réfugier dans la nourriture pour calmer ses frustrations. Aussitôt que j'ai commencé à adopter une alimentation fondée sur les principes biogéniques (c'est-à-dire essentiellement des graines germées et des fruits et légumes crus), j'ai commencé à retrouver une forme physique qui a fait envie à beaucoup de mes collègues.

Cette alimentation m'apportait plus que la santé du corps. Alors que j'étais inquiet, émotionnellement très instable, je suis devenu calme et serein. J'ai commencé à m'accepter tel que je suis, à cesser de fonctionner d'après les idées reçues de mes parents et de la société pour regarder le monde avec un regard nouveau, plus ouvert et plus tolérant. J'ai commencé à apprécier chaque jour comme un événement unique, plein de mystères à explorer, de découvertes à faire. Au lieu de me désespérer d'être enfermé dans une cellule de prison, j'ai pris conscience que je disposais d'un potentiel cérébral jusque là inexploré. Sentant mon pouvoir de concentration augmenter chaque jour, j'ai pu préparer, en autodidacte, des diplômes de langue, puis un certificat professionnel de secrétariat commercial et, pour finir, les examens d'admission à l'Université.

J'ai découvert également que le jeûne était un moyen de régénération exceptionnel. Grâce à lui et à l'alimentation vivante, j'ai pu résister à cinq ans de détention et transformer mon séjour à l'ombre en une école de vie de valeur. Je sens maintenant en moi une source d'énergie et de sagesse intarissable qui me permet de faire face positivement et avec sérénité à tous les problèmes."

Puisse cette lettre inspirer tous ceux qui soufrent d'être à l'écart de la vie active à transformer leur quotidien pour que ce "temps mort" devienne une exploration palpitante de leur potentiel de santé physique et psychique !

Graines germées et faim dans le monde

La faim dans le monde représente un problème gigantesque aux multiples facettes et il est clair que seule une meilleure répartition des ressources de notre planète pourra le résoudre. Néanmoins, une conception différente de la nutrition, qui tienne davantage compte de la qualité de la nourriture que de la quantité, permettrait de résoudre de nombreux problèmes. Deux idées principales sont acquises dans les milieux qui étudient l'alimentation humaine :

Premièrement : la supériorité nutritionnelle des aliments végétaux sur les aliments animaux. Une alimentation à base de viande constitue une des principales causes des maladies de surcharge des pays nantis et représente un colossal gaspillage des ressources alimentaires. On sait qu'avec la quantité de céréales qu'il faut pour nourrir une personne à partir de viande, on peut nourrir sept personnes à partir de céréales cuites et plus de vingt personnes à partir de graines germées. D'innombrables recherches scientifiques ont prouvé qu'une alimentation végétale variée fournit à notre organisme tout ce dont il a besoin pour vivre en parfaite santé.

Deuxièmement : la supériorité nutritionnelle des aliments crus ou germés sur les aliments cuits ou industriels. La cuisson détruit des enzymes et beaucoup de vitamines alors que la germination augmente d'une façon extraordinaire le potentiel nutritif de la graine. Consommer des aliments végétaux crus est également d'un grand intérêt au niveau écologique car la cuisson consomme des quantités impressionnantes de bois de chauffage, contribuant à la désertification de la planète.

Graines germées et jeunes pousses représentent aussi des médicaments presque gratuits pour soigner les avitaminoses et autres maladies de carence.

Ainsi le professeur David Beguin, du département de nutrition humaine de l'Université de Washington, aux USA, affirmait, après plusieurs années d'études des graines germées, que celles-ci représentent un aliment extraordinaire tant pour équilibrer la santé des pays riches que pour permettre à ceux des pays pauvres de se nourrir d'une façon optimum et pour un coût dérisoire.

Bien sûr, les populations qui ont l'habitude de cuire leurs aliments ne peuvent pas tout d'un coup se mettre à ne consommer que des aliments crus ou germés, mais il suffit qu'elles fassent germer une partie des céréales qu'elles cuisent pour que l'équilibre nutritionnel se trouve modifié d'une manière très positive. Voilà l'un des grands drames du vingtième siècle : on a cru que la santé viendrait de l'intensification des mesures médicales. Vaccins et traitements médicamenteux ont été considérés comme des priorités absolues. On se rend compte aujourd'hui que ces mesures n'ont aucune efficacité sur des populations mal nourries. Les vaccinations de masse, effectuées sur des enfants dont le système immunitaire ne peut fonctionner en raison de carences vitaminiques ou enzymatiques, ne peuvent aboutir à aucun résultat valable. Apprendre aux habitants des pays favorisés comme des pays défavorisés à se nourrir d'une manière intelligente est une priorité et une urgence. Il s'agit de reconsidérer les programmes d'assistance qui, trop souvent, cherchent à imposer les habitudes occidentales aux populations des pays défavorisés sans tenir compte de leurs besoins réels et d'apporter des concepts permettant à chacun de devenir autonome. Ce que l'on appelle aujourd'hui l'aide alimentaire correspond le plus souvent à l'envoi d'excédents de la production des pays riches vers les pays pauvres. Ainsi par exemple d'énormes quantités de lait en poudre partent d'Europe et des USA pour le tiers monde. Or, une grande partie des asiatiques et des africains n'ont pas les enzymes nécessaires pour digérer le lait de vache. Le lait qui est exporté vers eux ne leur apporte que la misère et la mort. Il s'agit plutôt de redonner aux gens, dans les pays pauvres, accès à leurs propres traditions alimentaires. En Ethiopie, pendant des siècles, les paysans cultivaient un blé rustique, appelé teff, qui était parfaitement adapté au pays. Il ne nécessitait pas d'engrais chimiques, croissait facilement avec très peu d'eau, présentait des qualités nutritionnelles excellentes et était consommé comme une graine germée. Cette céréale a été l'aliment de base des paysans éthiopiens. Malheureusement les experts en agronomie occidentaux ont méprisé cette plante qu'ils ne connaissaient pas. Ils ont peu à peu imposé aux paysans la culture de blés préparés à partir de semences occidentales. La modification de ces habitudes est l'une des causes principales des famines qui ont secoué ce pays à la fin du vingtième siècle.

Sur toute la planète, un drame important se joue : au lieu d'utiliser les variétés locales de céréales, on impose à tous des hybrides préparés d'une manière qui empêche le paysan de fabriquer ses propres semences et l'oblige à acheter chaque année les semences de l'industrie. On le rend ainsi de plus en plus dépendant et on lui impose des variétés de céréales de plus en plus fragiles. Il est donc capital de prendre conscience de la folie de systèmes basés sur la dépendance et de se diriger peu à peu vers l'indépendance alimentaire de chacun.

Voici ce que le prince Saddrudin Aga Khan, ancien Haut Comissaire des Nations Unies pour les réfugiés et Président de la Fondation de Bellerive, a écrit au sujet des graines germées :

« Pour se délivrer des habitudes alimentaires suicidaires des sociétés industrielles, pour assurer aux habitants du Tiers-Monde l'apport nutritionnel dont ils ont besoin, il s'agit d'apprendre à utiliser des technologies primaires qui rendent les uns indépendants de la maladie, les autres de la faim. Faire germer des graines représente un moyen d'une extrême simplicité. Cette technique peut être appliquée par n'importe qui, à n'importe quel âge, dans n'importe quel pays, puisqu'il suffit de graines de bonne qualité, d'un peu d'eau et de récipients ou de sacs de toile.

Nous avons appris que, dans certaines sociétés paysannes tant occidentales qu'africaines ou asiatiques, des individus se souviennent que leurs parents ou leurs grands-parents pratiquaient la germination pour se nourrir ou pour nourrir leur bétail. La perte de ce savoir coïncide bien souvent avec l'apparition d'un mode de vie artificiel entraînant une diminution de la santé et de la vitalité des populations.

Apprendre à faire germer des graines peut donc représenter un instrument de santé et de vie de grande valeur à l'échelle planétaire.

Dans cet apprentissage, on peut parfaitement modifier ses habitudes alimentaires d'une façon douce et progressive : sans supprimer quoi que ce soit, on ajoutera des graines germées aux aliments, en quantité croissante, et l'on observera les effets obtenus. Si le bien-être et la vitalité s'accroissent -ce qui est presque immanquablement le cas- on sera naturellement attiré vers des aliments toujours plus sains. D'autre part, le désir d'excitants ou d'aliments stimulants diminuera, voir disparaîtra. »

SE NOURRIR
À PARTIR DE CÉRÉALES

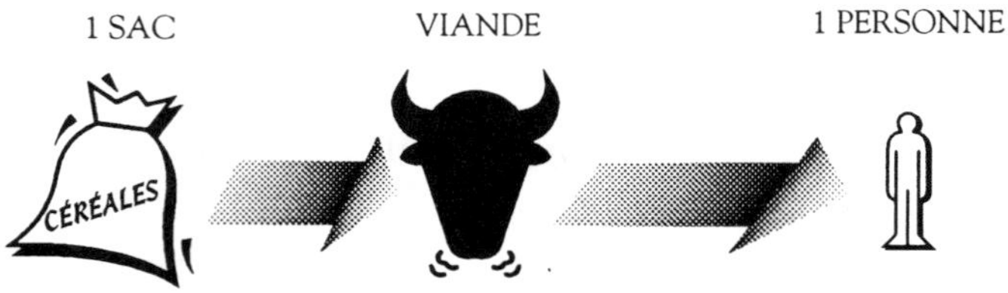

Avec la quantité de céréales (représentée par un sac)
qui peut nourrir 1 personne à partir de la viande...

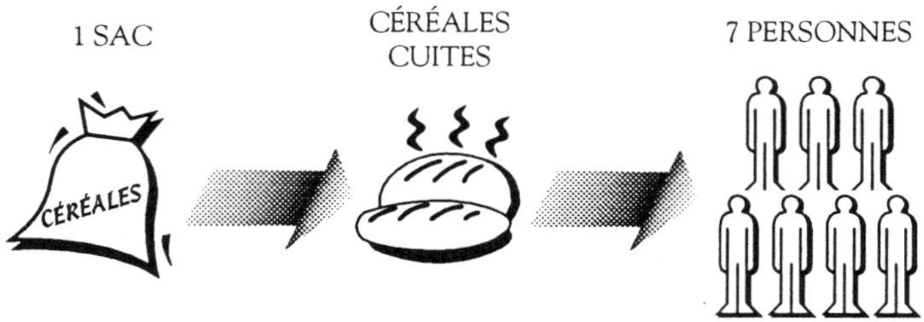

... On peut nourrir sept personnes à partir de céréales...

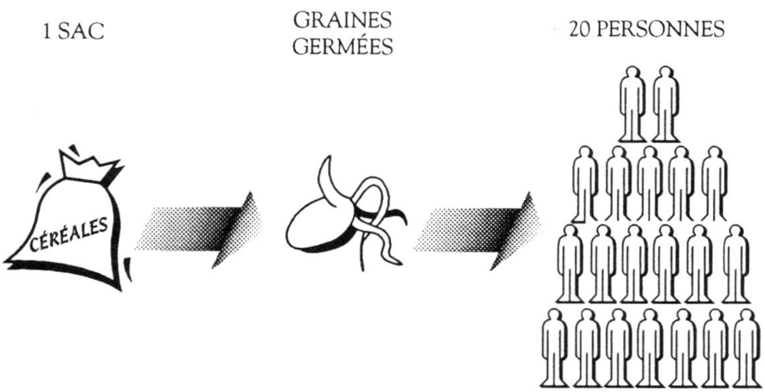

... et 20 personnes à partir de graines germées.

Utilisation en cuisine des graines germées et des jeunes pousses

Avec les graines germées et les jeunes pousses que l'on a appris à cultiver, une gastronomie délicieuse devient possible. Voici quelques uns des principes généraux qui vous permettront de retirer le bénéfice maximum de cette "nouvelle cuisine" dans laquelle vous pourrez apprendre à laisser libre cours à votre créativité et à votre inspiration :

- Dans la mesure du possible, préférez les aliments biologiques aux aliments cultivés avec des engrais chimiques.

- Utilisez, pour cuire les aliments, des ustensiles en terre ou en acier inoxydable et préférez la cuisson à la vapeur à basse température aux cocottes-minute et fours à micro-ondes.

- Faites l'achat d'un filtre à eau (selon le principe de l'osmose inverse) pour éviter, dans l'eau de cuisson, le chlore, les phosphates, les nitrates et les pesticides.

- Ne cuisez jamais les graines germées et les jeunes pousses car elles perdraient toute leur valeur d'aliments vivants. Leur teneur en enzymes, vitamines et substances biologiques tomberait à zéro. Vous pouvez mélanger ces graines germées et ces jeunes pousses aux aliments habituels en les mettant par dessus les plats cuits. Elles apporteront ainsi les enzymes nécessaires à la digestion des aliments qu'elles accompagnent.

- Ne consommez pas de graines germées avec de la viande, des produits laitiers ou des œufs, car cela peut créer des mélanges difficiles à digérer pour votre organisme.

- Faites attention de ne pas mélanger :
  - les fruits et légumes au même repas (sauf la pomme qui peut se combiner aux légumes),
  - les fruits avec du sucre
  - les céréales avec des produits animaux
  - la viande avec des produits laitiers
  - les œufs avec des produits laitiers ou de la viande.

Graines germées et jeunes pousses sont des aliments extrêmement facile à digérer, puisqu'ils apportent à l'organisme une énorme quantité d'enzymes. Certaines personnes croient ne pas supporter les graines germées et les jeunes pousses. La plupart du temps, c'est parce qu'elles ne respectent pas ces principes de combinaisons alimentaires. On voit parfois des personnes qui, parce que leurs intestins sont fragiles ou malades, sont persuadées qu'elles ne peuvent plus manger de crudités. Pourtant, afin de permettre la guérison des troubles et maladies du tube digestif, un apport important de vitamines, d'enzymes et autres substances vivantes est indispensable. Il peut être utile, dans ces cas, de pratiquer des cures où l'on ne mange que des graines germées jusqu'à ce que l'intestin ait retrouvé sa santé.

LE PLAISIR DES SALADES

Graines germées et jeunes pousses permettent de transformer les salades en repas complets, délicieux au goût et apportant à l'organisme tout ce dont il a besoin sous la forme d'aliments vivants.

Apprenez, pour les sauces à salade, à n'utiliser que des huiles biologiques de première pression à froid, du citron plutôt que du vinaigre, des herbes aromatiques plutôt que du sel et découvrez comment fabriquer des sauces différentes, dont voici quelques exemples :

Sauce aux jus de légumes et aux oléagineux :

Mélangez, dans un mixer :

Un décilitre de jus de légumes (carottes, betterave, épinard, céleri)

Trois décilitres de jus de noisette, d'amande, de noix de cajou ou d'autres oléagineux.

Trouvez la proportion qui vous permet d'obtenir une sauce de consistance crémeuse.

Sauce aux jus de légumes et aux graines germées :

Mélangez au mixer :

Un décilitre de jus de légumes

Une poignée de graines germées

Ajoutez de l'eau jusqu'à la consistance adéquate.

Sauce aux avocats :
Mélangez au mixer :

Deux avocats coupés en morceau
Une poignée de graines germées
Un décilitre de jus de légumes.

Vous pourrez ensuite agrémenter ces sauces avec de l'ail pressé, du persil haché, des herbes aromatiques, etc. Le citron est en général préférable au vinaigre, mais si vous aimez son goût, choisissez des vinaigres naturels comme les vinaigres de pommes, de fleurs ou le vinaigre de vin, de provenance biologique. Pour saler, évitez le sel de cuisine, qui engendre toutes sortes de troubles de santé (notamment l'hypertension artérielle) et préférez des herbes aromatiques ou du tamari (fabriqué avec du soja fermenté). Le gomasio, que l'on trouve dans les magasins macrobiotiques, est également un moyen agréable de saler d'une manière plus saine qu'avec le chlorure de sodium (sel de table habituel).

Quelques recettes

PAIN ESSENIEN AU BLÉ

Commencez par faire germer 300 à 400 grammes de blé d'une variété rustique si possible (épeautre ou kamut)

Broyez ce blé germé avec un appareil de type hachoir à viande jusqu'à obtention d'une pâte lisse.

Pétrissez la pâte.

Huilez une plaque et couvrez-la de graines de sésame, de tournesol ou de lin.

Humectez vos mains et écrasez la pâte sur la plaque sur une épaisseur de 3 cm.

Mettez au four préalablement chauffé à une température de cinquante degrés centigrades maximum en ayant pris soin de disposer un bol d'eau sur le fond.

Laissez sécher partiellement 3 à 4 heures. Retirez le pain du four, laissez-le refroidir à température ambiante.

Conservez-le au frais. Si vous préférez le pain essénien sec, vous le préparerez de la même façon mais en le laissant plus longtemps dans le four.

Vous pourrez aussi faire du pain essénien avec du seigle ou d'autres céréales.

Pour varier, vous pourrez rajouter au pain essénien des algues, des herbes aromatiques ou des fruits secs.

PIZZA NATURELLE

Préparez la pâte comme pour le pain essénien, puis ajouter 2 cuillerées à soupe d'ail en poudre, 2 cuillerées à soupe de basilic, 2 cuillerées à soupe d'origan et éventuellement 2 cuillerées à café de tamari ou de gomasio.

Sur une plaque à gâteau lubrifiée avec de l'huile d'olive, étalez la pâte sur une couche de 1 à 2 cm.

Laissez au four à cinquante degrés centigrades pendant 2 à 3 heures (avec un bol d'eau placé au fond du four)

Si vous préférez une pâte sèche, laissez 1 à 2 heures de plus au four.

Préparez ensuite un coulis de tomate avec 6 à 8 tomates en broyant les tomates.

Étalez le mélange sur la pâte.

TABOULÉ AU BLÉ GERMÉ

1 gousse d'ail
1 oignon
quelques feuilles de menthe
2 tasses de persil

1/2 poivron rouge
1/2 poivron jaune
quelques radis
1 tomate
1/4 concombre
2 tasse de blé germé
1 jus de citron
1 cuillerée à soupe d'huile d'olive
quelques olives

Hachez
Coupez en petits dés
Ajoutez de l'eau si nécessaire.

GASPACHO *(soupe froide à l'alfalfa)*

5 belles tomates mûres
1/2 concombre
2 branches de céleri
1 tasse de tournesol décortiqué germé
2 tasse d'alfalfa germé
2 gousses d'ail
1 tasse de persil
le reste du concombre

Mixez
Hachez et parsemez
Mélangez et servez froid par une belle journée d'été.

CAROTTES AU CUMIN

3 tasses de carottes râpées
1/2 gousse d'ail
1/2 tasse de ciboulette ou de persil
1/2 tasse de tournesol décortiqué germé
2 cuillerées à soupe de purée d'amandes
1 cuillerée de cumin entier

Hachez finement
Réduire en purée
Mélangez le tout
Façonnez en boulettes et roulez dans de la noix de coco râpée
Servez sur un lit de jeunes pousses.

TOMATES AU FENUGREC

4 tomates
1 tasse de persil
1/4 tasse de basilic
1/2 oignon
1 cuillerée à soupe d'huile d'olive
2 cuillerées à soupe de fromage blanc à 0 % de matière grasse
1 jus de citron
1 tasse de fenugrec germé

Émincez
Hachez finement et mélangez le tout.

GÂTEAU AUX FRUITS DOUX

1 tasse d'amandes trempées
1 tasse de tournesol décortiqué germé
1/2 tasse de raisons secs
1/2 tasse de figues sèches
1/2 tasse d'abricots secs
1/2 tasse d'ananas séché
1/2 banane émincée
Eau de trempage des fruits secs

Réduisez en purée tous les ingrédients et mettez-les dans un récipient plat
Se garde quelques jours au frais.

DESSERT AUX BANANES ET ORANGES

2 tasses de tournesol décortiqué germé
2 bananes
jus d'orange et un peu de zeste

Réduisez en purée
Ajoutez de l'eau jusqu'à la consistance désirée.

TRUFFES DE CAROUBE

1 tasse 1/2 de tournesol décortiqué germé
1/2 tasse de noisettes ou amandes
1/2 tasse de raisins secs
8 cuillerées à soupe de caroube en poudre

Réduisez en purée et mélanger
Formez des boulettes et roulez-les dans de la noix de coco râpée.

Ces quelques suggestions ont pour but de vous encourager à découvrir la gastronomie vivante qui allie aux plaisirs du goût la satisfaction de nourrir son corps sainement. Étonnez vos proches et connaissances par votre créativité culinaire et découvrez avec eux la joie de sortir de table léger et plein d'entrain après un merveilleux repas qui permet de communier avec les forces vives de la terre et du ciel.

Pour aller plus loin dans votre exploration de la cuisine vivante, nous vous recommandons particulièrement les trois ouvrages suivants :

"*Alimentation vivante*", Michèle Karèn,
Éditions Vivez Soleil
"*Manger soleil*", Docteur Soleil, Éditions Vivez Soleil
"*Santé et vitalité par l'alimentation vivante*",
Jacques Pascale Cusin, Éditions Albin Michel.

Si vous lisez l'anglais, vous pouvez demander une liste complète de livres sur ce sujet en écrivant à : Hippocrates Health Institute, 1443 Palmdale Court, West Palm Beach, Florida 33411 (USA). Vous pouvez aussi vous rendre dans cet institut pour un séjour d'apprentissage de l'alimentation vivante.

Conclusion : l'alimentation holistique

Dans le concept holistique, nous sommes constitués de quatre corps : physique, émotionnel, mental et spirituel. En fait, notre corps de lumière (aussi appelé âme ou moi supérieur) nourrit de vitalité, de joie, d'amour et de conscience notre corps mental. Celui-ci crée des pensées qui nourrissent le corps émotionnel. Sentiments et émotions sont, à leur tour, les "substances nutritives" du corps physique. Ils lui apportent toutes les vibrations utiles à son bon fonctionnement.

Il serait illusoire de croire qu'une alimentation saine, à elle seule, va forcément nous apporter la santé. Si nos pensées sont marquées du sceau de l'ignorance, du doute, du conformisme et des croyances limitées de nos parents, elles ne peuvent qu'engendrer, au niveau émotionnel, peur, colère, frustration, jalousie, rancune, ressentiments et toute la gamme des émotions négatives que l'être humain crée lorsqu'il n'est plus nourri par les pensées créatrices qui viennent de l'âme. Cellules et organes du corps physique sont alors carencés en joie et en enthousiasme, ces émotions fondamentales qui apportent vitalité et dynamisme à nos fonctions physiologiques. Pour attirer notre attention sur ces carences, le corps va développer des symptômes et des maladies qui sont des "sonnettes d'alarmes" destinées à nous réveiller à notre nature multidimensionnelle d'être humain. La guérison n'est donc pas seulement affaire d'alimentation vivante, sur le plan matériel. Elle est aussi alimentation spirituelle, génératrice de pensées et d'émotions chargées d'amour et de conscience. Fruits légumes et graines procurent à notre corps l'énergie solaire dont il a besoin. Images, pensées et émotions nourries par le soleil intérieur de notre corps de lumière apportent l'énergie subtile indispensable pour permettre une bonne utilisation de l'énergie organique des aliments matériels.

Ce modèle permet de comprendre pourquoi certains saints ou sages parviennent, en veillant à la pureté de leur cœur et de leur mental, à recevoir tant d'énergie spirituelle et qu'ils peuvent vivre avec de très petites quantités d'aliments, voire même sans rien manger du tout. Ils créent vraiment la matière à partir de leur lumière intérieure. Pour les maté- rialistes, ceci est impossible. Certains d'entre eux pensent même que jeûner pendant plusieurs jours ou plusieurs semaines mène obligatoirement à la mort.

Lorsque j'étais étudiant en médecine, je me souviens d'un colloque où la discussion portait sur ce sujet. Un professeur affirma, avec autorité, qu'on ne pouvait pas jeûner plus de quinze jours sans souffrir de troubles graves. Avec un enthousiasme encore non tempéré par la sagesse de l'âge, je m'écriai : "Professeur, permettez-moi de vous contredire énergiquement ! J'ai étudié le sujet et pratique moi-même le jeûne. En ce moment même, je suis au dix-septième jour d'un jeûne hydrique !" Un silence glacial s'installât dans la pièce. Je vis, dans le regard du professeur, que ma carrière médicale risquait de se voir couper la tête ! Heureusement pour moi, un chef de clinique me sauva en s'exclamant : "Ah quelle bonne plaisanterie, décidément Schaller a le sens de l'humour !" Un rire collectif réchauffa l'atmosphère et me permit de me sortir sans séquelles de cette grave erreur : j'avais osé contester le savoir d'un de mes professeurs ! Le chef de clinique qui était ainsi intervenu vint plus tard me parler en tête à tête. Il m'expliqua que, tant que je n'avais pas mon diplôme de médecin en poche, il valait mieux m'abstenir de parler de médecines douces, de régimes alimentaires et autres thérapies naturelles. "Rappelez-vous, dit-il, que nous ne sommes pas ici seulement dans un hôpital. Nous sommes dans l'église de la science médicale matérialiste moderne ! Parler de jeûne à vos professeurs est aussi inconvenant que de montrer à un évêque les postures érotiques du Kama-Sutra !" A voix basse il ajouta : "Je vous ai crû quand vous parliez de votre expérience du jeûne. Je suis sûr que vous êtes sincère et honnête. Mais n'est-il pas dit dans la Bible : Quand tu jeûnes, ne le montre pas ?"

La dimension émotionnelle, matérielle et spirituelle de l'homme ne peut être ignorée ni négligée. Nous ne sommes pas des êtres de chair qui créent des pensées mais des êtres de lumière qui créent un organisme de matière ! L'alimentation holistique s'intéresse à tout ce qui nous "mangeons" : aliments, sentiments, pensées et énergies spirituelles. Elle étudie les interactions entre nos différents corps énergétiques. Une diététique vibratoire voit ainsi le jour. Elle s'intéresse autant à nos aliments psychiques qu'à nos aliments physiques. Nous avons tous fait l'expérience qu'un repas copieux, agrémenté de rires et d'amitié se digère plus facilement qu'une salade biologique mangée dans la morosité ! Ainsi, l'attention est portée non seulement sur ce que nous mangeons mais aussi sur les attitudes psychiques, l'environnement émotionnel et les croyances qui accompagnent nos repas. Dans cette perspective globale tout s'intègre harmonieusement et la nutrition humaine s'occupe de toutes les longueurs d'ondes qui nous font vivre.

Dans le concept de l'alimentation holistique, les graines germées représentent, vous l'avez compris maintenant, un véritable trésor que la nature nous offre afin de jouir d'une vitalité et d'une santé sans faille. Grâce à elles, toutes les vitamines, enzymes et substances biologiques dont notre corps a besoin peuvent être obtenus facilement, pour un très faible coût. Elles sont l'une des clefs d'une véritable indépendance, tant sur le plan énergétique que sur le plan santé. Elles ouvrent la voie de la société du futur, une société dans laquelle les individus ne seront plus prisonniers du conformisme, de l'obéissance à autrui et d'habitudes créées par une vision limitée et matérialiste de l'être humain. Elles aident à comprendre que la terre n'est pas un vaisseau spatial fou, jeté par hasard dans l'espace et peuplé d'êtres condamnés de façon inéluctable à la souffrance, à la maladie et à la mort. Non, l'Univers est régi par une intelligence merveilleuse et divine, une puissance d'amour telle qu'elle dépasse les capacités de notre imagination. Le grand savant Edison a dit un jour : "Jusqu'à ce que l'homme soit capable de créer un brin de blé, la nature ne pourra que rire de ses soi-disantes "connaissances scientifiques". Les remèdes chimiques ne pourront jamais soutenir la comparaison avec les produits élaborés par la nature, les cellules vivantes des plantes, créées par l'énergie du soleil, père de toute vie. Bien utilisées, les plantes facilitent, par des moyens naturels, l'élimination des poisons et des déchets du corps. Elles soutiennent la nature dans sa lutte contre la maladie, alors que les médicaments chimiques, n'étant pas assimilables, augmentent l'intoxication du corps et ne procurent une amélioration artificielle que par la suppression des symptômes. Il vaut donc mieux faire confiance à la nature qu'aux savants".

Avec les graines germées nous comprenons que la Mère Terrestre et le Père Céleste ont prévu tout ce qu'il fallait pour que leurs enfants vivent dans la joie, la santé et l'épanouissement de leurs talents. Comme nous avons reçu aussi le cadeau du libre arbitre, nous avons pu faire l'expérience de nous éloigner de la sagesse de la vie pour faire l'expérience de la maladie, de la vieillesse et de toutes les formes d'esclavage qui résultent de l'oubli de notre nature spirituelle. Mais rien ne nous oblige à prolonger indéfiniment notre séjour dans la sombre vallée des misères humaines. Nous pouvons en sortir lorsque nous choisissons de le faire ! C'est pourquoi, à notre époque où ignorance, intolérance et souffrance dansent un tragique ballet, les graines germées apportent un fantastique chemin d'espoir, un immense espace d'exploration de nos potentiels de santé physiques et psychiques, un moyen élégant pour sortir de la dépendance et devenir de plus en plus libres, de plus en plus conscients et de plus en plus heureux.

Pour résumer tout ce que les graines germées nous apportent, je leur ai dédié ce poème :

Étonnantes petites graines germées
Feux d'artifice de vitalité
D'enzymes et de vitamines vous débordez
Vous avez tant d'énergie, rien ne peut vous arrêter
Avec juste un peu d'air et d'humidité
Vous faites jaillir des trésors par milliers
Vous fabriquez tout ce qu'il faut pour notre immunité
Pour nous permettre de vivre en pleine santé
Dans votre laboratoire secret
Vous cultivez des talents d'alchimistes discrets
Et votre science nous laisse stupéfaits
Pour nourrir nos corps de rois
Vous êtes un aliment de choix
Grâce à vous les enfants sont vigoureux
Ils chantent et jouent à qui mieux mieux
Aux personnes âgées vous donnez la jeunesse
A tous vous apportez l'allégresse
Avec vous, délivrés de la charcuterie

Les humains n'auront plus que des bouches qui rient
Des corps souples et bienheureux
Et des cerveaux géniaux et lumineux !

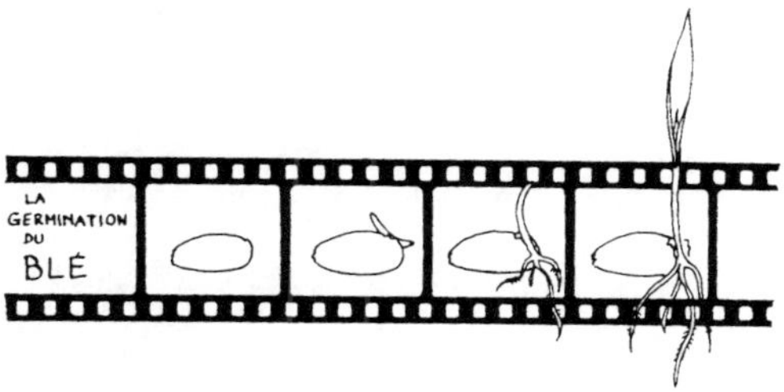

Et pour terminer, voici une histoire de graine qui germe...

Le Grain de blé de Zarathoustra

Il y a bien longtemps le roi de Perse, Vishtaspa, s'en revenait d'une campagne militaire victorieuse. Passant près de l'endroit où Zarathoustra vivait avec ses disciples, il décida de rendre visite à ce fameux sage dont le nom était connu de chaque Persan. Le roi voulait voir si Zarathoustra pouvait répondre aux questions auxquelles les gens de sa cour ne pouvaient répondre. Le roi et sa suite s'approchèrent du lieu où vivait Zarathoustra et aperçurent un homme qui paraissait être un maître, entouré d'un groupe de disciples, au milieu d'un jardin potager. Le roi dit à Zarathoustra :

— Grand Zarathoustra, je suis venu te voir afin que tu m'expliques les lois de la nature et de l'univers. Si tu es un homme aussi sage que le déclare mon peuple, tu vas certainement pouvoir le faire rapidement. Je ne puis en effet m'attarder ici car les importantes affaires d'état m'attendent au palais.

Zarathoustra regarda le roi puis prit un grain de blé et le lui donna.

— Dans ce petit grain de blé, déclara-t-il, sont contenues toutes les lois de l'univers et les forces de la nature.

Le roi fut étonné par cette réponse qu'il ne comprit pas. Lorsqu'il vit, sur les visages de ceux qui l'entouraient, s'esquisser des sourires, il devint si furieux qu'il jeta le grain de blé loin de lui, pensant de Zarathoustra se moquait de lui. Et il s'écria :

— Je te croyais un homme sage, un grand philosophe, mais je vois maintenant que tu es un homme stupide et têtu, cachant son ignorance sous des manières déraisonnables. J'ai été fou de perdre mon temps à venir te voir.

Et il tourna les talons pour regagner sa palais. Zarathoustra ramassa le grain de blé et dit à ses disciples :

— Je vais garder ce grain de blé, car un jour viendra où le roi aura besoin de ce maître.

Les années passèrent. Le roi connaissait, dans son palais, une vie de luxe et d'apparent bonheur ; mais la nuit, lorsqu'il allait se coucher, d'étranges pensées lui troublaient l'esprit : « Je vis dans le luxe et l'abondance mais, tout près, des multitudes de gens connaissent la misère, le froid et la faim. Pourquoi suis-je roi ? Pourquoi ai-je pouvoir sur tous les êtres de mon empire ? Pourquoi les gens sont-ils pauvres et souffrent-ils ? Pendant combien de temps encore pourrai-je jouir de cette abondance et de ce pouvoir ? Que m'arrivera-t-il quand je mourrai ? Mon pouvoir et mes richesses, à quoi me serviront-ils lorsque je serai étendu dans la tombe ? Qu'adviendra-t-il de moi lorsque mon corps deviendra poussière et nourriture pour les vers ? Restera-t-il quelque chose de ma vie ou tout sera-t-il perdu ? Si je revis, s'agira-t-il encore de moi ou serai-je quelqu'un d'absolument différent ? Aurai-je le même pouvoir que dans ma vie présente ou serai-je un vagabond sans lieu pour poser sa tête, exposé aux duretés de la nature et aux luttes pour le pain quotidien ? Que s'est-il passé pour moi avant que je ne vienne vivre cette vie ? Vivais-je auparavant dans ce pays ou dans un autre ? Ou bien est-ce la première fois que je suis né ? Comment la vie a-t-elle commencé ? Comment le monde a-t-il été créé ? Qu'y avait-il avant que la vie n'apparaisse ? Est-ce Dieu qui a créé l'univers ? Et Dieu, qui l'a créé ? Qu'existait-il avant le temps ? L'éternité existe-t-elle ? Si elle existe, comment pouvons-nous la concevoir ? Ainsi se tourmentait le roi chaque nuit et souvent il ne trouvait le sommeil qu'au petit matin.

Personne dans le palais ne pouvait répondre à ces questions. Pendant ce temps la renommée de Zarathoustra grandissait. Le roi apprenait que de nombreux disciples venaient, souvent même de fort loin, pour voir le maître et il avait malgré tout l'impression que cet homme pouvait l'aider à résoudre ses problèmes. Mettant sa fierté de côté, il envoya une caravane chargée d'offrandes à Zarathoustra avec ce message : « Je regrette de t'avoir demandé avec jeunesse et impatience, de m'expliquer les grands problèmes de l'existence en quelques minutes. J'ai changé et ne cherche plus l'impossible.

Je suis profondément désireux de comprendre les lois de l'univers et les forces de la nature ; viens dans mon palais, je t'en supplie, ou si cela n'est pas possible, envoie-moi le meilleur de tes disciples en sorte qu'il puisse répondre aux questions qui me tourmentent. »

Quelque temps après, la caravane fut de retour au palais. On annonça au roi que Zarathoustra lui retournait les offrandes envoyées. Pour un jardinier, avait dit Zarathoustra, de telles offrandes n'ont aucune utilité, mais il avait été content de pouvoir garder les toiles d'emballage qui lui seraient utiles pour protéger ses arbres contre le froid de l'hiver. Zarathoustra avait envoyé au roi un cadeau, enveloppé dans une feuille, en priant le messager de dire au roi que ce présent était le Maître qui pourrait tout lui enseigner sur les forces de la nature et les lois de l'univers. « Je ne t'envoie pas un de mes disciples, avait dit Zarathoustra, mais mon propre maître, celui qui m'enseigna tout ce que je sais à propos des lois de la vie. Je suis sûr que tu seras apte à apprendre ce que mon maître est apte à t'enseigner ».

Le roi demanda où se trouvait ce maître et le messager lui remit le cadeau enveloppé dans une feuille ; dans celle-ci le roi retrouva le même grain de blé que Zarathoustra lui avait donné auparavant. Il fut très troublé par ce grain de blé et pensa qu'il y avait peut-être quelque chose de mystérieux et de magique à l'intérieur de ce grain. Il le mit alors dans une boîte en or et le cacha parmi ses trésors. Presque chaque jour, il le regardait, espérant quelque miracle, attendant qu'il se transforme en quelque chose ou en quelqu'un qui pourrait lui enseigner tout ce qu'il cherchait à comprendre.

Les mois passèrent sans que rien ne survienne. Finalement, le roi perdit patience et dit :

— Zarathoustra m'a encore déçu. Il se moque de moi et ne peut répondre à mes questions. Je veux lui montrer que je parviendrai sans son aide à trouver les réponses que je cherche.

Et il envoya vers le grand philosophe indien Tchengregasha, une caravane porteuse des mêmes cadeaux magnifiques qu'il avait voulu naguère offrir à Zarathoustra.

Après plusieurs mois, les messagers revinrent, annonçant que le philosophe avait consenti à venir. Le roi fut si content qu'il donna des festivités en l'honneur de son hôte et le remercia chaleureusement d'avoir fait un si long voyage. En réponse Tchengregasha lui dit :

— Je suis très honoré d'être auprès de vous, mais franchement je dois vous dire que je suis surtout venu dans votre pays pour pouvoir rencontrer le grand Zarathoustra, dont j'ai entendu parler en de nombreuses occasions. En vérité, je ne sais pas pourquoi vous avez besoin de moi, alors que vous êtes si près de celui qui en sait certainement beaucoup plus que moi.

Le roi prit alors la boîte en or qui contenait le grain de blé et répondit :

— J'ai demandé à Zarathoustra de m'enseigner et regarde ce qu'il m'a envoyé ! Il m'a dit que ce grain de blé était le maître qui devrait m'enseigner les lois de l'univers et les forces de la nature. N'est-ce pas ridicule ?

Comment expliquer que Zarathoustra ait pu dire une telle sottise ?

Tchengregasha regarda longtemps le grain de blé ; le silence fut profond dans le palais tandis qu'il méditait. Puis il dit :

« Je ne regrette pas les longs mois de voyage que j'ai faits. Je sais maintenant que Zarathoustra est vraiment le grand maître que j'ai cru qu'il était. Ce minuscule grain de blé peut nous enseigner les lois de l'univers et les forces de la nature, car il les contient à l'intérieur de lui-même. Mais de même que vous ne devez pas garder ce grain de blé dans une boîte en or si vous voulez trouver réponse aux questions qui vous troublent, de même vous devez éviter de rester dans ce palais luxueux ; si vous plantez ce grain dans la terre à laquelle il appartient et le mettez en contact avec le sol, la pluie, l'air, le soleil et la lumière de la lune et des étoiles, alors tel un univers entier, il commencera à pousser de plus en plus. Vous devez aller dans votre jardin pour être au contact des forces de la nature, pour être en relation avec tout ce qui vit.

Comme des sources inépuisables d'énergie coulent vers le grain de blé planté dans la terre, de même d'innombrables ressources de compréhension et de savoir couleront vers vous, jusqu'à ce que vous ne fassiez plus qu'un avec la nature et l'univers qui vous entoure. Si vous observez la croissance de ce grain minuscule, vous comprendrez qu'il contient un pouvoir mystérieux, le pouvoir de la vie. Si vous regardez suffisamment longtemps, vous verrez que le grain disparaît, et est bientôt remplacé par une plante qui triomphe de tous les obstacles et pousse de plus en plus parce qu'elle contient la vie à l'intérieur d'elle-même. Si vous jetez un caillou en l'air, il retombera sur le sol ; il n'a pas ce pouvoir mystérieux de la vie qui permet à la plante de pousser et de triompher sans cesse de la mort. Dès le moment où le grain germe et que la plante croît vers le soleil, il y a une victoire contre la mort.

Tout ce que vous dites est vrai, répondit le roi, mais la plante finira bien par mourir et se dissoudre dans la terre ?

Non, car elle aura auparavant fait acte de création, se transformant elle-même en des centaines de grains qui sont chacun comme le premier, dit le philosophe. Le minuscule grain a disparu en devenant plante et vous aussi, en grandissant, vous vous transformerez en quelqu'un d'autre. Une grande vérité semble disparaître lorsqu'elle se transforme en quelque chose de différent... mais en fait elle ne fait que revenir avec une force accrue, comme les cent grains qui remplacent le premier. Vous aussi cesserez un jour d'être ce que vous êtes pour devenir une personnalité beaucoup plus riche, en accord avec la loi qui dit que la vie crée toujours plus de vie, la vérité toujours plus de vérité, et la graine encore plus de graines. Le grain de blé répond à l'un de vos soucis : il vous enseigne que tout est en mouvement, tout change et se transforme ; que la vie est le résultat de la lutte entre deux forces qui s'opposent. Si vous allez dans votre jardin et regardez la terre, la pluie, le ciel et les étoiles, ils vous enseigneront beaucoup d'autres vérités comme celle-ci.

Le grain de blé est en vérité un grand Maître, nous

devrions remercier Zarathoustra de nous l'avoir envoyé. Je propose de partir demain rendre visite à Zarathoustra, afin qu'il puisse nous enseigner encore. Il sera capable de répondre à tous les problèmes qui vous tracassent et je pourrai moi aussi profiter de sa sagesse. »

Le roi fut vivement touché par les paroles de Tchengregasha et accepta sa suggestion. Quelques jours après, ils arrivèrent au jardin de Zarathoustra et comprirent tout de suite la méthode que celui-ci utilisait pour enseigner ses disciples : son seul livre était le grand livre de la nature et il apprenait à ses disciples à le lire.

Les deux visiteurs découvrirent encore une autre grande vérité dans le jardin de Zarathoustra : qu'en vivant de façon simple et naturelle, la force totale du développement individuel manifeste pleinement sa créativité et son dynamisme.

Pendant toute une année ils apprirent à lire les lois de la vie dans le grand livre de la nature. Puis le roi retourna dans sa ville en demandant à Zarathoustra d'écrire l'essentiel de son enseignement : ainsi fut créé le ZEND-AVESTA, qui fut le fondement de la religion officielle de la Perse. Tchengregasha retourna aux Indes. Étant poète autant que philosophe, il résuma tout ce qu'il avait appris avec Zarathoustra dans les hymnes du RIG VEDA, un autre des grands livres sacrés de l'Orient.

La Perse devint une grande nation, se développant avec harmonie aussi longtemps qu'elle suivit les enseignements profonds et simples de Zarathoustra, aussi longtemps que le mode de vie du peuple fut naturel, sobre et créatif, en accord avec les enseignements du Zend Avesta. Lorsque, comme toutes les puissances à leur apogée, la Perse s'écarta d'un mode de vie simple et patriarcal et que l'excès de richesses développa la paresse... la Perse succomba devant les armées d'une nation guerrière en plein développement, qui tirait sa force de la même pureté et de la même simplicité de vie qui fut, naguère, la base de l'énergie persane.

Tel est le cycle qui se perpétue constamment à travers l'histoire universelle. Le destin de l'individu, comme celui de la nation, est toujours déterminé par son degré d'harmonie avec les forces de la nature, les lois de la vie et de l'univers.

(Traduit de « The Essene Teachings of Zarathustra » E. Bordeaux-Székély, IBS International, Matsqui, Canada.)

Les Éditions Vivez Soleil

Beaucoup de gens croient que la maladie survient par hasard et que la santé consiste surtout à vivre comme un ascète en se privant des plaisirs de la vie ! Au fil des livres et cassettes des Éditions Vivez Soleil une autre vision émerge. Oui, il est possible de sortir de l'ignorance, de la peur et de la maladie sans se priver ni se marginaliser. Oui, la santé, ça s'apprend !

Par une démarche personnelle d'information et d'expériences agréables et intéressantes, chacun peut sortir de la prison des habitudes et trouver l'équilibre du corps, du cœur, de la tête et de l'âme qui mène vers le bien-être, l'enthousiasme, la créativité et le bonheur.

A travers leurs collections ALIMENTATION SAINE, SANTÉ, DÉVELOPPEMENT PERSONNEL et COMMUNICATION SPIRITUELLE, LES PERLES DE L'ÂME, EXPÉRIENCE VÉCUE, les Éditions Vivez Soleil présentent les moyens les plus efficaces pour gérer sa vie et sa santé avec succès. Elles montrent la complémentarité de toutes les écoles de pensée et œuvrent pour une société plus harmonieuse, plus agréable à vivre, où la compétition est remplacée par la collaboration, le stress par l'humour et l'amour du pouvoir par le pouvoir de l'amour.

Catalogue gratuit sur simple demande

Adressée aux Éditions Vivez Soleil

Suisse :
CP 313, CH-1225 Chêne-Bourg / Genève
Tél. (022) 349.20.92

France :
BP 18, F-74103 Annemasse Cedex
Tél. : 50.87.27.09
Fax : 50.87.27.13

Quelques ouvrages dans la même collection...

JARDINER NATUREL

Docteur Soleil

Ce livre est le fruit d'un travail passionné. Pendant plus de dix ans, à Genève, un groupe de personnes motivées, s'est mobilisé, sous la direction du Docteur Christian Tal Schaller, pour faire la synthèse des méthodes naturelles de jardinage fondées sur le respect des cycles de la nature et de l'équilibre des sols. Cet ouvrage est un véritable guide pratique et pédagogique.

108 pages

L'ALIMENTATION VIVANTE

Michèle Karèn

Offrir à son corps des aliments vivants, purifiants et énergétiques, c'est vous assurer une forme à toute épreuve et une clarté d'esprit dont vous serez étonné.

Vous trouverez dans ce livre de nombreuses recettes d'alimentation vivante et bien davantage : des secrets de santé et les clefs d'un nouvel art de vivre.

218 pages

ALIMENTATION, SCIENCE ET SPIRITUALITÉ

Docteur Gabriel Cousens

Cet ouvrage est devenu d'emblée un classique. Il explique avec clarté les fondements de la nouvelle diététique américaine, qui prend le contre-pied d'une alimentation industrielle génératrice de souffrances et de maladies. Il propose une façon de se nourrir permettant la santé du corps et le développement des capacités spirituelles de l'être humain. En faisant la synthèse des enseignements spirituels universels et des découvertes les plus récentes de la science, l'auteur montre comment l'alimentation consciente peut devenir un extraordinaire outil d'épanouissement personnel sur tous les plans. Chakras, kundalini, corps subtils, jeûne, alimentation arc-en-ciel...

400 pages

APPRENDRE A SE NOURRIR

Docteur Soleil

Voici un livre à "dévorer" si vous concevez qu'une alimentation de santé existe. Écrit dans un langage simple, illustré avec humour, il vous apporte le fruit de dix ans de travail d'équipe et fait la synthèse de toutes les écoles diététiques dont il montre la complémentarité.

Découvrez qu'il est possible et facile d'augmenter votre capital-santé et votre bien-être en utilisant les fantastiques ressources de l'alimentation vivante.

176 pages

Guide des Régimes

Docteur Soleil

Vous qui désirez changer vos habitudes alimentaires, pour vivre autrement, pour perdre du poids ou en gagner, pour améliorer votre forme ou retrouver la santé, lequel choisirez-vous ? Tous ont leur valeur, mais l'essentiel réside dans votre démarche personnelle, aussi le "Guide des Régimes" vous informe-t-il sans parti pris. Chaque régime est présenté et commenté et tous les éléments vous sont donnés pour faire votre choix. Cet ouvrage deviendra votre compagnon pour entreprendre vos propres expériences et découvrir peu à peu une alimentation adaptée à vos besoins, une alimentation capable d'assurer votre bien-être.

112 pages

Manger Soleil

Docteur Soleil

Les recettes de "Manger Soleil" vous apprennent à présenter les graines germées, jeunes pousses dans vos repas quotidiens. Ces recettes inédites vous donnent également plein d'idées pour préparer aussi des fruits, des légumes, des végétaux sauvages, des algues, des oléagineux, des fruits secs et des produits lactofermentés. Elles permettent de préparer des repas équilibrés, apportant tous les éléments indispensables : vitamines, enzymes, sels minéraux et oligo-éléments. Elles sont originales et délicieuses, faciles et rapides à préparer, se prêtent à de multiples variations, et sont aussi des recettes de santé ayant la capacité de régénérer les organismes affaiblis.

Une cuisine saine constitue l'une des étapes majeures dans la recherche du mieux-être.

144 pages

Un extrait de la collection "Santé"

Choisissez la Santé
Thierry Bernardin
Un ouvrage très complet qui vous permettra d'appliquer les principes libérateurs de la guérison totale. Ce livre est une synthèse complète et accessible à tous pour sortir de la maladie et vivre en pleine santé tous les jours de notre vie sur terre.

L'auteur est un thérapeute holistique de renommée internationale.

310 pages

Yoga créatif pour les Enfants
Rachel Carr
Un livre qui met le yoga à la portée des enfants. En s'amusant, ils vont découvrir les bienfaits de cette technique, grâce à des exercices imagés.

112 pages

Mes Secrets de Santé-Soleil

Docteur Christian Tal Schaller

Quand le corps, le cœur, la tête et l'âme fonctionnent en harmonie, la santé est toujours présente. Cet ouvrage est le fruit de 25 ans de recherches intenses, intégrant également la sagesse transmise par les médecines traditionnelles de tous pays. En indiquant comment mieux se connaître, en utilisant des moyens simples pour se rééquilibrer constamment, il ressort de ce guide qu'il est en effet possible de retrouver la santé, quelle que soit la maladie dont on souffre. Les puissantes ressources des thérapies naturelles sont à notre disposition à tout moment et constitue un trésor d'une valeur colossale.

160 pages

Le Dictionnaire des Pierres Utilisées en Lithothérapie

Reynald Georges Boschiero

Voici l'ouvrage incontournable pour qui souhaite dévoiler le mystère des pierres, pour sa santé et son épanouissement personnel. "Le Dictionnaire des Pierres Utilisées en Lithothérapie" (santé par les pierres), présente près de 200 pierres décrites et analysées avec plus de 250 illustrations. Il est le fruit de vingt ans de pratique et d'expériences.

384 pages

Hygiène Intestinale

Docteur Christian Tal Schaller et son équipe

Sensation de bien-être et de légèreté, régulation du poids, stimulation des facultés intellectuelles, amélioration des états inflammatoires, effet de rajeunissement par élimination des toxines. Les résultats bénéfiques de l'hygiène intestinale sont multiples et se manifestent très vite. Ce livre pratique passe en revue les diverses techniques de nettoyage du côlon et de l'intestin grêle et donne leur mode d'emploi précis. Découvrez l'une des clés de la grande forme.

144 pages

Les 5 Tibétains

Peter Kelder

L'Occident découvre aujourd'hui les secrets de vitalité cachés depuis des siècles dans des monastères tibétains. Ce livre vous révèle les méthodes extraordinaires de ces sages pour retrouver et conserver vitalité et jeunesse. La seconde partie de l'ouvrage présente les différents modes de détoxication, de purification et d'alimentation vivante. Avec ces exercices, vous éprouverez une sensation de bien-être instantanée et votre vitalité ne cessera de croître au fil des jours.

144 pages

APPRENDRE À MASSER LES PIEDS

Docteur Christian Tal Schaller

Ce livre pratique vous invite à apprendre à masser vos pieds, ceux de votre conjoint, de vos enfants et de vos amis. Chez les Chinois comme chez les Indiens ou les Égyptiens, il est de coutume de se masser les pieds. Détendant, réconfortant, le massage apaise l'esprit et rééquilibre les énergies. Vous découvrirez les techniques extrêmement simples de massage de détente, de réflexologie d'acupressure et de massage intuitif...

112 pages

VACCINATIONS

Marie-Thérèse Quentin

Il est dit souvent que la vaccination est synonyme de prévention et de prudence. Mais qu'en sait-on au juste ? Ce livre nous permet, en toute connaissance de cause, de nous poser la question de l'utilité des vaccins ou de leur nocivité. A l'aide de nombreuses études et documents, il nous permet de faire nos choix après une véritable information sur ce problème.

272 pages

AMAROLI

Docteur Christian Tal Schaller et coauteurs

Ce sujet est l'aboutissement de plus de vingt ans de recherches. Amaroli, qui est en fait l'urinothérapie est l'un des secrets de santé les plus anciens de l'humanité. C'est une méthode gratuite qui permet de sortir rapidement de la maladie. Essayer Amaroli, c'est découvrir une autre relation avec soi-même, et comprendre que notre corps contient le médecin et le pharmacien les plus extraordinaires qui soient !

128 pages

HYPNOSE ET SANTÉ

Docteur Claude Bernat

L'auteur répertorie les différentes techniques, nous révèle les moyens de pratiquer l'hypnose sur les autres et nous fait découvrir qu'elle peut traiter efficacement de nombreuses maladies, bénignes ou plus graves. Cet ouvrage d'une grande clarté rend sa véritable et légitime place à cette forme de médecine aux effets rapides et spectaculaires.

176 pages

LE CANCER APPRIVOISÉ

Léon Renard

La maladie n'est pas une ennemie, mais un message, une communication non verbale. Le corps crie un problème que le malade ignore ou refuse de voir. La maladie concerne l'être total et, dans le cas du cancer, des résultats remarquables ont été obtenus en prenant en compte la relation entre le cancer et le psychisme. Léon Renard fait la synthèse des études menées dans ce domaine et l'enrichit de sa propre expérience de thérapeute.

220 pages

Un extrait de la collection “Développement personnel”

TECHNIQUES DE VISUALISATION CRÉATRICE

Shakti Gawain

La visualisation créatrice est l’art d’utiliser l’imagerie mentale et l’affirmation pour produire des changements positifs dans sa vie. Cette technique montre son efficacité dans bien des domaines. Voici un grand classique. En pratiquant la visualisation vous-même, vous découvrirez comment éveiller votre potentiel individuel de réussite et de bonheur.

192 pages

Reprogrammer l'Inconscient

Paul Liekens

Le "conscient" nous permet de penser de façon rationnelle et volontaire, "l'inconscient" effectue tout ce dont nous ne sommes pas conscients, mentalement et physiquement. Sa logique, différente de celle du conscient nous semble souvent irrationnelle. Paul Liekens, dans cet ouvrage, nous aide à apprendre le langage de l'inconscient, à le reprogrammer pour le maîtriser et obtenir réellement les effets désirés.

224 pages

Osez Changer

Frédérique Chapperon et Josy Ibanez

Dans cet ouvrage, Frédérique Chapperon et Josy Ibanez vous proposent une technique nouvelle, révolutionnaire et inédite pour instaurer dans votre vie une transformation totale. Pour la première fois, deux formatrices et thérapeutes de renom vous révèlent une approche systématique qui agit simultanément sur les quatre plans : physique, émotionnel, mental et spirituel. La démarche proposée, que les auteurs ont baptisée "l'Entraînement Fractalien au Changement Positif", donne enfin la possibilité d'opérer consciemment, dans votre vie et votre quotidien, une transmutation, un saut quantique, dont l'envergure dépasse de loin tout ce que vous pouvez imaginer.

288 pages

Vivre Merveilleusement

Robert Holden

La vie est un acte créatif et une aventure quotidienne qui demande de l'audace. Ce livre vous transmet les moyens de vivre toujours plus consciemment, grâce à la créativité et la gaieté dès aujourd'hui.

224 pages

Développer sa Vitalité

Docteur Christian Tal Schaller et Michel Coviaux

Vous souhaitez être chaque jour débordant de vitalité ? Mais vous manquez de temps et vous pensez que cela demande beaucoup d'efforts... alors lisez ce livre, il vous fera découvrir une manière d'accroître votre énergie en mettant à profit chaque instant de la vie quotidienne. Vous allez pouvoir vivre dans une forme en constante progression. Sans souffrir, en vous amusant, vous pourrez développer votre beauté, votre force, votre mobilité et votre souplesse.

96 pages

Devenez la Source de votre Abondance

Sanaya Roman et Duane Packer

Succès, réussite, abondance matérielle, santé et joie de vivre... Est-ce vraiment possible ? Une nouvelle vision émerge actuellement : le fait que nous avons en nous les moyens de nous relier directement à la force créatrice de l'univers, source inépuisable d'énergie, entièrement disponible pour notre épanouissement.

Avec ce manuel complet, vous comprendrez mieux le fonctionnement des lois spirituelles d'abondance, de façon à coopérer et vivre en harmonie avec ces principes fondamentaux.

322 pages

LES CARTES DE TRANSFORMATION INTÉRIEURE

Docteur Christian Tal Schaller et Johanne Razanamahay

Les cartes de transformation intérieures sont des outils puissants de développement personnel. Comme la "Thérapie par la Danse de l'Ego CONSCIENT" décrite dans "Debout les Petits Dieux", elles montrent les personnalités inconscientes qui nous limitent et comment nous guérir par un travail de conscientisation.

220 cartes

TRANSFORMEZ VOTRE VIE

Louise L. Hay

Nous avons le pouvoir d'agir sur nos pensées et ainsi de transformer notre vie ! Tel est le message de Louise L. Hay qui vous accompagnera dans votre démarche de guérison par plus d'amour, plus de pardon et plus de joie de vivre.

312 pages

Pensées pour transformer votre Vie

Louise L. Hay

Louise L. Hay a réuni, en un magnifique florilège, des pensées et affirmations positives inédites. Elles se distinguent par une grande profondeur philosophique et une simplicité vraie, qui est celle du cœur. En lisant ce beau livre qui aborde tous les aspects de la vie vous trouverez force et inspiration. Vous pouvez commencer la lecture de ce livre là où vous voulez. L'ouvrir à la page qui vous plaira. Le message qu'il contient sera celui dont vous aurez besoin à ce moment-là. C'est le livre de chevet idéal.

352 pages

Quand l'Homme s'Éveillera

Norbert Vogel et Manuela Dumay

Très peu d'hommes ont eu le privilège d'explorer les régions invisibles au-delà des apparences du monde matériel, là où tout est harmonie, santé et lumière. Norbert Vogel est de ceux-là. Manuela Dumay est allée interroger ce philosophe et thérapeute doté d'une perception exceptionnelle chez lui, au château de Landonvilliers. A travers ce dialogue initiatique, pétillant de fraîcheur et de lucidité, vos interrogations essentielles les plus profondes trouvent des réponses claires et pratiques.

256 pages

Bonjour Bonheur

Ken Keyes

L'auteur anime aux États-Unis des séminaires qui permettent à des milliers de gens de transformer leur vie en découvrant la science du bonheur. Grâce à sa profonde connaissance de l'être humain, il montre les étapes à suivre pour remplacer les habitudes par la liberté, la haine par l'amour et l'ignorance par la sagesse. Créez un monde où le bonheur fleurit à chaque pas !

300 pages

Vaincre par la Sophrologie

Docteur Raymond Abrezol

La sophrologie, qui étudie les états de conscience, est utilisée en thérapie, en médecine préventive et en pédagogie. Elle est un outil remarquable de développement personnel. Ce livre vous enseigne des techniques permettant d'atteindre une détente et une réceptivité amenant une récupération rapide face au stress.

256 pages

Un extrait de la collection "Expériences spirituelles"

DEMANDEZ À VOS ANGES

A. Ramer, A. Daniel et T. Willie

Ce livre dresse un vaste panorama du rôle fondamental que jouent les anges dans l'humanité. Mais il nous apprend surtout à communiquer avec ces êtres célestes qui sont tout à la fois nos guides, nos enseignants, et nos meilleurs amis. Imprégné de l'amour et de la sagesse des anges, ce livre nous montre qu'il est possible de s'aligner sur leur pure énergie spirituelle pour retrouver l'essence primordiale de notre être.

450 pages

DEBOUT LES PETITS DIEUX
Johanne Razanamahay

Dans cet ouvrage hors du commun, l'auteur nous montre comment elle a découvert le monde des anges et des guides spirituels. Ceux-ci lui ont transmis un enseignement puissant pour réhabiliter l'ego en assumant sa souveraineté, devenir son propre Messie et vivre heureux en tant que "petit Dieu". Un récit d'une très belle authenticité qui est un réel encouragement pour tous ceux qui, au milieu de leur pérégrinations, ont à cœur de déployer leur conscience.

488 pages

LE CHEVALIER À L'ARMURE ROUILLÉE
Robert Fisher

Une nouvelle quête du graal, d'un humour délicieux, qui fait partie de ses "grands petits livres". La limpidité, la profondeur de cet ouvrage, qui parle au cœur et à l'âme en font un conte d'une portée universelle.

160 pages

UTILISE CE QUE TU ES
Fun Chang

Un empereur de Chine s'interroge sur le sens de la vie. Il rencontre un vieux sage qui lui apprend à vivre au présent, en se laissant guider par son intuition pour "utiliser ce qu'il est".

128 pages

Achevé d'imprimer sur les presses de
l'Imprimerie Darantiere à Dijon-Quetigny
en juin 1996

Dépôt légal : 2e trimestre 1996
N° d'impression : 96-0548